当你学会自愈 世界才会爱你

宋家玉◎著

在故事中找到共鸣，到你心里找到解药，达成自我疗愈和成长！

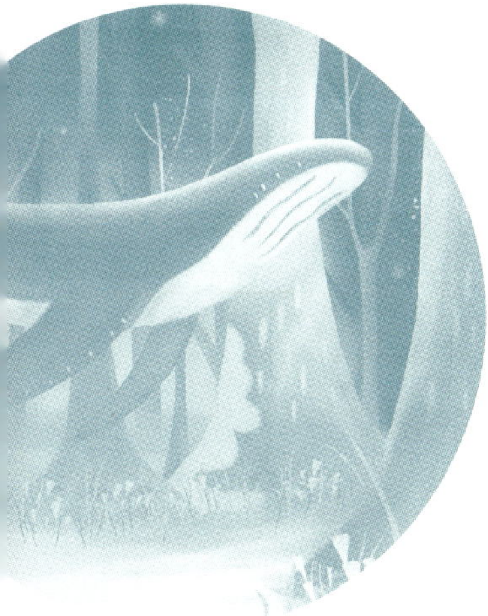

自我诊断＋自我分析＋科学调适＝自我心理疗愈

二十年心理咨询经验＋上千个来访咨询案例＝八大心理问题自愈法

中国工人出版社

图书在版编目（CIP）数据
当你学会自愈，世界才会爱你 / 宋家玉著. —北京：中国工人出版社，2019.9
ISBN 978-7-5008-7275-7
Ⅰ.①当… Ⅱ.①宋… Ⅲ.①心理健康—通俗读物 Ⅳ.①R395.6-49
中国版本图书馆CIP数据核字（2019）第206288号

当你学会自愈，世界才会爱你

出 版 人　王娇萍
责任编辑　李　丹
责任印制　栾征宇
出版发行　中国工人出版社
地　　址　北京市东城区鼓楼外大街45号　邮编：100120
网　　址　http://www.wp-china.com
电　　话　（010）62005043（总编室）
（010）62005039（印制管理中心）
（010）62382916（职工教育分社）
发行热线　（010）62005049　（010）62005042（传真）
经　　销　各地书店
印　　刷　北京美图印务有限公司
开　　本　880毫米×1230毫米　1/32
印　　张　5.25
字　　数　100千字
版　　次　2019年10月第1版　2020年12月第5次印刷
定　　价　39.00元

序

当今社会，受各种心理问题困扰的大有人在，除去生理因素导致的心理问题以外，多数心理问题与人的心理素质有关。不同的心理素质会造成不同的心理问题，内向、不善交往的人易产生抑郁心理，敏感多疑的人易产生猜疑心理，主观自我的人易产生偏执心理，自卑感较强、自我安全感较差的人易产生焦虑心理，等等。

人吃五谷杂粮，没有不生病的。心理问题也是如此。人生活在各种环境下，经历各种事件，遭遇各种困难甚至是灾难，要想心理不受影响，几乎是不可能的。人人都会产生心理问题，心理百分之百健康的人是不存在的，每个人或多或少都会有这样那样的心理问题，只是程度不同而已。大多数人属于心理比较健康的人，能够面对和解决这些问题，但有一些人很难面对自身遇到的问题，甚至越陷越深，问题越积越严重，以致引发严重的心理问题甚至是心理疾病，这些人相对来说就属于心理不太健康的人。

一般来讲，心理相对健康的人敢于面对自己的问题，对外说出自己的心理问题。我经常遇到这类朋友，他们见到我就说："宋老师，我最近状态不太好，有心理问题了，您得帮我看看。"其实，这样的人一般都没什么大的心理问题，因为他们敢于表达，敢于倾诉，敢于针对自己的问题和不足向外界求助，即便一些问题真的存在，也会在他们的倾诉中得以缓解和释怀。恰恰是那些真有心理问题的人不敢实话实说，更别说敞开心扉倾诉了，而且一旦别人谈起这类问题，他们往往会躲闪、回避，根本不愿意直接面对。其实，越是心理健康的人越是愿意面对和讨论心理问题，越是心理不健康的人越是回避心理问题。人一旦心理失衡（产生心理问题），就会排斥讨论心理健康问题，而且排斥程度越高，心理问题就越严重。因此，当一个人患有严重心理障碍时，他们通常会高度封闭自我，只活在自己的世界里，严重脱离现实社会，不愿向心理专家求助。

不过，大多数人的心理问题是轻微的，当事人只是不想让外界知道自己的真实想法、真实处境和真实状态而已，担心说出自己的心理问题会给自己带来不利影响，或是认为没人真正愿意帮助自己走出心理困境，说了也没什么意义，不如继续闷在心里——这是绝大多数心理困惑者的心态。虽然拥有轻度心理问题的人是绝大多数，但很多严重的心理问题或心理疾患都是从这个阶段发展过来的，只是当初没有引起足够的重视，贻误了心理问题救治的最好时机，使得心理问题越来越严重，最终发展成重度心理障碍，这时再进行矫正就很难了。

为了让有轻度心理问题的朋友尽早走出困境，不让小问题引发大灾难，我曾结合多年的心理学教学经验和心理咨询实践经验，在2009年出版了《我的心理我做主——常见心理问题的自我调适》一书，受到了广大读者的好评，直到今天，依然有很多读者想要购买这本书。2019年，为满足广大读者的热切需要，我把以前的案例做了修订调整，补充完善了很多内容，把常见的八大心理问题用通俗的语言介绍给大家，同时教给大家一些简单易学的方法来进行自我诊断、自我分析和自我调整，最终实现小的心理问题不出门张扬、不求助外人，靠自我学习和成长就能解决。我想，这是很多心理困惑者所期望的。

这本新书方法简单、易学易做，适合当下各类人群阅读，尤其适合身负各种压力的机关、企事业单位职工作为自我调适心理状态的减压用书。因水平有限，书中不足在所难免，诚恳希望大家给予批评谅解。

2019 年 8 月 6 日

目录
Contents

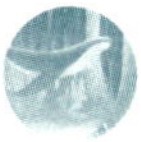

抑郁心理

抑郁心理是当下最为普遍的一种心理问题。有些人不一定有严重的抑郁心理问题，但可能会在一段时间内存在抑郁的倾向或情绪。比如，本来阳光开朗的人由于工作或家庭出了问题，心情难免会受到影响，经常闷闷不乐或者精神不济，此时抑郁情绪就已经找上了他，不过由于其原本的心理健康程度比较高，在低落一段时间后情绪就会自动修复，这是心理素质比较高的人的特点。

每个人（无论其心理健康程度有多高）都会有产生抑郁心境、抑郁情绪的时候，只不过大多数人不会发展成抑郁症。然而，有些人就未必那么幸运了。这些人往往既属于“易感”人群，即容易被抑郁情绪所感染的人群，也属于自身就带有一定抑郁情绪的人。这样的人并不在少数，他们每天都活在郁郁寡欢、情绪低落的氛围当中，不仅自己痛苦，也给别人带来不快的感受。

延东就是一个有着严重抑郁心理的人。

27 岁的延东在一所重点大学读硕士。他非常内向，不善交往，从小到大别说知心朋友了，就连普通朋友也没几个。在学校，他整天独来独往，一天到晚宿舍、教室、餐厅三点一线，很少和室友交流，与导师的关系也很一般，除了跟着做实验、上课，就再没什么可交流的了。爸妈催他赶紧找个女朋友，他也不着急，总是逃避推脱，对找对象这事儿没有一点兴趣。同学、老师早就发现延东的行为有点怪异，一开始都提醒他多和大家接触交流，后来发现他根本听不进去，也就没人再主动开导他了。

其实，延东这个年纪应该是爱交往、好运动的时候，但延东就像个奇怪的老头儿，别说去打球运动了，就连走路都没有一点儿朝气。因为没有朋友，几乎没有人知道他的行踪，就连室友都对他了解甚少。如果室友在宿舍，他就会躲出去；如果室友不在宿舍，他就待在宿舍里上网。不知道的人还以为他和室友关系不好，其实他连和别人交流都不愿意，就更谈不上闹矛盾了。室友都知道他不合群，也没人怪他，只是在背后称他是“黄花鱼”，意思是“溜边走”的人。

研二那年的暑假，延东在家里待了一个多月，临近开学时，说什么也不想去学校了，之后便整天待在家里关着门上网。延东的爸妈很着急，搞不清楚他到底发生了什么事，于是赶紧给老师打电话。其实，老师之前就很着急，学校开课了，延东却迟迟不见踪影，而且完全联系不上，与延东的爸妈沟通后才知道他是赖在家里不肯出门了。

老师告诉延东的爸妈，延东确实有些地方不太对劲，建议他们带延东去医院看看，会不会是心理出了问题。其实，延东的爸妈对延东的情况早有发现，不过一想到延东从小就不太开朗，但学习成绩还是不错的，便认定延东只是性格内向，并没有什么大问题。没想到，研究生才上了一年，延东就厌学了，这次可把延东的爸妈急坏了。他们把老师的建议告诉了延东，结果遭到了延东的强烈反对，他坚决不去医院，而且爸妈越说他就越反感，最终一家人闹得非常不愉快。

无奈之下，延东的爸妈决定替延东进行咨询，于是找到了

我。经过沟通，我了解到延东小时候很聪明也很懂事，但他的爸爸脾气很暴躁，对延东的要求非常严格。比如，爸爸希望延东从小练就一副好身体，就带着延东练习踢腿打拳，延东刚开始练习压腿的时候腿站不直，爸爸嫌延东太娇气，便狠狠一脚踢在延东没有站直的腿上，延东顿时疼得眼泪流下来，但他不敢哭出声来，因为旁边站着很多人。

延东的妈妈说，延东特别害怕爸爸，但和她的关系还可以。以前，爸爸的工作是三班倒，只要他上班去了，母子俩就特别高兴，家里的气氛就会变得很轻松，但只要爸爸一回来，家里的气氛马上就变得很压抑，母子俩都不敢大声说话，甚至一家人的脸上都没有一点儿笑容。于是，延东就会自觉地跑到一旁看书学习，不敢发出一点儿动静，所以延东的学习从小就不用爸妈操心，成绩一直很好。

那时延东家的房子很小，晚上睡觉时一家三口就挤在一张床上，延东靠墙睡在最里面，妈妈睡在中间，爸爸睡在最外面。爸爸睡觉很自私，有时一个人就占了半张床，但考虑到他工作辛苦，还要倒夜班，妈妈便一直让着爸爸。不过，爸爸的暴脾气就连睡着觉也会发作，比如他要是一翻身碰到了妈妈，就会马上大发雷霆，并用胳膊肘使劲儿戳几下，结果，从熟睡当中惊醒的妈妈疼得直叫，延东也吓得把身体紧紧贴在墙面上一动不动。妈妈忍过阵痛之后看到延东因惊吓而变得僵直的身体，担心冰冷的墙面凉到他的肚子，想去抱抱他，结果怎么都拽不动他，最后妈妈只好在墙边铺上一层厚厚的棉垫。延东和妈妈被吓成那样，爸爸却一转身鼾声如雷，而且醒来后当作什么事都没发生。

对于自己的暴脾气，延东的爸爸如今倒是承认了，但他过去总觉得自己没什么大毛病，脾气大也是为了家人好，而且认为正是因为自己的暴脾气树立起了家长权威，延东才会从小就很自律，不需要大人操心。现在面对延东的问题，延东的爸爸觉得自己对延东确实太严苛了，给延东的内心造成了伤害，他非常内疚，想为延东做些什么来弥补他缺失的父爱。

在听了延东爸妈的介绍之后，我主动给延东打了个电话，经过我的一番耐心开导和劝说，延东终于同意来找我咨询。尽管我对延东的外在形象有一定的预期，但和他见面的时候，我还是惊了一下——不修边幅，胡子拉碴，两眼无光，神情暗淡，就是一个不会笑的冷面人，让人看着就觉得难受。

延东说自己的成长背景和家庭环境很特殊，爸爸的脾气古怪得吓人，既固执又冷酷，对家人尤为冷漠无情，整天没点儿笑模样，遇事点火就着，常因一点儿小事就大发雷霆。延东觉得自己离爸爸很远，至今不知道父爱是什么，而且他认为爸爸非常讨厌甚至憎恨他，因为每次他想要得到爸爸的帮助都会被爸爸严厉拒绝，妈妈想帮他也会被爸爸骂一顿。长此以往，延东封闭了自己的感情，无论遇到什么样的困难，都不会向任何人寻求帮助。

延东对妈妈的感情很深，觉得妈妈的性格很温和，很疼爱自己。在延东看来，爸妈之间根本没有感情，家庭氛围除了冷酷就是紧张，他从没见过爸妈在一起说笑的样子。他认为妈妈由于常年遭受爸爸的精神虐待，身体一直不好，很早就得了心脏病，不仅常年吃药，而且时不时就得住院。此外，爸爸很喜欢喝酒，喝多了就回家发疯，经常动手打延东，有时也会动手打妈妈，而妈妈总是逆来顺受，从来不敢顶撞爸爸，使得爸爸有恃无恐。延东看在眼里、疼在心上，他一直希望妈妈离开爸爸，宁愿自己陪着妈妈过拮据的生活，也不愿和爸爸生活在一起。

延东说他曾经也是一个活泼开朗的孩子，但这个快乐的记忆很短暂。后来随着年龄的增长，从记事的那一天起，他开始变了，变得不苟言笑、冷漠孤僻，而且痛苦和烦恼越来越多，有时还会莫名其妙地气馁惆怅、无缘无故地发火动怒。上学之后，他就没交过一个知心朋友，甚至不愿意和任何人说话，而这种心境一直持续到现在。

在谈到内心感受的时候，延东说自己确实一天到晚都觉得很压抑，没有什么事情能够让他感到快乐，令他烦心的事却比比皆是。比如，同学们无意的一句话或一个举动都会让他心生烦恼，他远离大家的目的就是不给自己增添烦恼。他觉得自己和任何人的距离都很远，虽然与妈妈的感情最深，但和妈妈在一起时也没什么话可说。

现在的延东觉得自己的生命没有什么意义，如果得一场病死了反倒是一种解脱，他不会觉得恐惧，也没什么遗憾，因为这个世界上没有什么值得他留恋的东西，生命轻如鸿毛，假如给他一次重生的机会，他宁愿去当动物也不想当人，因为动物根本不会有那么多的烦恼。

其实，延东的抑郁症已经很严重而且时间很久了，应该是在他的孩提时期就形成了，这是延东人生最大的悲剧，而直接导致这一悲剧的正是延东的成长环境——家庭，尤其是他的爸爸。延东爸爸自身的问题很严重，而且不懂儿童心理的成长规律，给成长中的延东造成了巨大的负面影响——对延东的身心健康来说，这些负面影响都是灭顶之灾——造成了终生难以挽回的伤害。

1. 情绪情感的影响

有人可能会提出疑问，情绪情感能给孩子造成什么问题？我们先来看看情绪情感到底是什么。

情绪是人在认识客观事物过程中所形成的相对稳定的态度特征。比如，顺利完成工作会觉得轻松和愉快，失去亲人会感到悲伤和痛苦，面对挑衅容易激动和愤怒，遭遇危险会惊恐和惧怕，美好的事物总是让人身心愉悦，丑陋的现象往往让人心生憎恶……所有这些喜、怒、哀、乐的情绪体验就是人的情绪情感，是人对客观事物的一种独特反应、对事物认识过程的总结和提炼，既依赖于认识，又反过来影响认识。

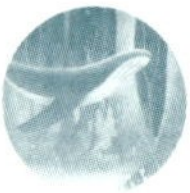

延东的情绪情感世界是怎样的呢？毋庸置疑，从他学着认识和理解世界的那一天起，就在爸爸暴虐情绪的影响下畸形地成长着：在他高兴的时候，爸爸总是板着脸；他有事想请教爸爸，但得到的是爸爸的一顿数落和臭骂；他有话想跟爸爸说，但换来的是一顿训诫或指责……可怜的延东没有办法和最亲近的人交流，久而久之，他只能封闭自己，与人交流的兴致和愿望荡然无存。

更可悲的是，延东的爸爸在延东情绪情感记忆最深处留下的是无法抹去的冷酷和无情，这种如烙印般的记忆深刻地嵌入他的潜意识中，因此，延东在以后的情绪情感表达中会无意识地借鉴和模仿爸爸的情绪情感表达方法，相当于再造了一个酷似爸爸性格的人。

虽然延东的爸妈现在意识到了这个问题，但为时已晚，严重的伤害和灾难已经酿成。延东的爸爸在延东出现问题后说自己的要求并不高，只要孩子能健康和自立就行。但他不曾想过，孩子的健康和自立是说来就来的吗？

延东之所以有今天的不健康、不自立，很大程度上就是因为家庭不健康——原本天真烂漫的孩子得不到爸妈的关心，甚至连最基本的肯定和表扬都很少得到，生活中充满的全是批评和指责，于是孩子的自尊心受到了严重的伤害，一步步从内心深处远离了爸妈、远离了家庭，最后也就远离了社会。

在这之前，延东的爸爸一直振振有词，觉得孩子的优点无须关注，说多了孩子容易翘尾巴，家长就应该多关注孩子的缺点，早日发现才能及时纠正，长大了才不会因为这些缺点影响前途。

持有这种观点的家长不在少数，他们对自己的孩子多半是严管教、少嘉奖，导致孩子很郁闷、很自卑。其实，家长的这种观念和做法严重违背了儿童心理的成长规律，很多孩子就是因为长期处在受训和不被肯定的状态下才会患上抑郁症，因为他们正常的情绪情感被父母的高压甚至是变态的管教给摧毁了，导致他们从小不管干什么都没有快乐的体验。

在儿童的成长过程中肯定会有各种各样的问题出现，这是很自然的，而且是非常必要的。遗憾的是，像延东爸爸这样的父母只希望在孩子身上看到无穷无尽的优点，不想看到孩子必然会出现的错误，一旦出现了就给以严厉的批评、斥责，使得孩子整天活在诚惶诚恐之中，没有丝毫的快乐和希望，更别说是自信了。

其实，天下哪有孩子从小不犯错误的？错误恰恰是孩子成长过程中最有意义的事情，孩子会在解决这些问题的过程中得到成长和锻炼，这些对孩子来讲都是非常宝贵的财富。

然而，很多父母不理解甚至不允许孩子犯错。这些孩子就像生活在精神监狱里，虽然有吃有喝，但在精神层面上毫无自由甚至痛苦不堪，被批评、斥责等近似于精神虐待的氛围侵蚀后的心理逐渐失去阳光、被阴暗所裹挟，最终爆发各类心理问题。

2. 观念态度的影响

观念态度对一个人的人生有着非常大的影响，那到底什么是观念态度呢？观念态度是怎样形成的呢？

观念态度是指一个人对一定对象做出的比较固定的综合性心理反应，是一种比较持久的个人内在心理结构，它的形成与心理的成长是同步的。一个人在成长过程中与周围环境相互作用，逐渐形成了自己的世界观、价值观，形成了对周围事物的观念态度。

观念态度的形成主要有三个因素：

一是个体需求的满足度。观念态度总是针对一定的对象，这些对象（人物或事件）对个体的意义，也就是满足个体需要的程度，就是观念态度形成的主要因素。事物对人的意义及满足程度就是事物对人的价值，这些价值是观念态度的核心，价值不同，观念态度也就不同。

二是环境。人的成长离不开环境，无论这个环境的规范是否科学，每个人在家庭和社会生活中的表现都必须符合这个规范，否则就会遭受压力或者排斥。为了避免遭受环境压力或排斥，人往往会做出从属行为，形成与环境规范相一致的观念态度，尽管有时这些观念态度可能是不情愿的。

三是认知。观念态度不是天生的，而是后天习得的，会受社会、文化、教育等多方面的影响。可以说，观念态度是个体经历与文化积淀的产物。

从延东的情况来看，他的观念态度离不开一个核心人物对他的影响，那就是他的爸爸。爸爸简单粗暴的观念态度直接影响了延东早期观念态度的形成，后来随着延东年龄以及心理的成长发育，他的观念态度正处于复杂化、多样化的成长发展阶段，他却依然遭受到爸爸简单粗暴的对待，最终导致他形成了消极悲观的观念态度，并且这种观念态度随着他年龄的增长变得越来越稳固，制造出爸爸的一个翻版。

延东的爸爸很少鼓励和肯定延东，经常嫌他笨或说他傻，要不然就用“将来一定是废物”“一辈子吃苦受穷”“长大了没有前途”等带有人格侮辱性质的语言来责骂他。

这种消极悲观的观念态度对孩子的杀伤力是巨大和残酷的，延东的自信心就这样受到了极大的伤害，他从小就不对自己抱有希望，认为自己干什么都注定是要失败的。比如，一般人在对某些事情怀有期待的时候，总是希望这种期待能够实现，并为之付出努力，而延东不会这样想，他认为愿望是一定实现不了的，再怎么努力也没用，所以不如干脆放弃。他还喜欢消极看待事物，比如一般人都希望自己身体健康以愉快地享受工作和生活，但延东没有这种想法，他总是设想自己病了会是什么样子、爸妈会不会心疼他。

延东的爸爸说之所以用这种语言方式教育延东，就是想“唤醒”他，用严重的后果刺激他、吓唬他，好让他警觉、醒悟。殊不知，这样做非但没有让他醒悟，反倒把他吓出一身毛病——从小就唯唯诺诺，做事总是前怕狼后怕虎，从来没有也不敢有自己的意见，因为自己的意见总是被爸爸否定。

3. 性格缺陷的影响

除了遗传和家庭环境的影响之外，性格缺陷也是导致延东抑郁的重要原因。延东做事非常认真执着，对人对事的要求都很高，而且情绪容易激动，这些性格特点很容易导致抑郁症。

有些人认为做人追求完美、讲求极致，做事坚持原则、严格要求是非常好的品质，怎么会和抑郁症扯上关系呢？

没错，追求完美、讲求极致，坚持原则、严格要求是好事，但凡事都有个度，过分追求就不是好事了，甚至会变成坏事。另外，完美和极致其实是不存在的，我们可以尽量做得更好，但不可能达到完美的程度，在心理层面上更不可能达到极致的程度。可以说，完美和极致是可望而不可即的，只是人们心里的一种愿望。如果在现实生活中事事都追求“愿望”，那极有可能会造成一种心理隐患——强迫症。

在现实生活中，的确有不少追求完美极致的人，这种人一般都活得很累。他们是不会管“世上没有完美极致”这些“大道理”的，但到底需要完美极致到什么程度，他们自己也说不清楚，就是要求自己必须那样去做。当然，他们最终也不可能实现完美极致，所以他们总是处在疲惫无力且毫无效率的状态中，经常有无用感、厌恶感和负罪感。

延东说他就是这种追求完美极致的人，虽然很多事并没有做好，甚至根本就没有坚持下来，但无论做什么，他都想要做到极致。比如写个实验报告，他一定要求自己一遍就写成功，翻来覆去地修改每句话，结果半天也没完成一小段，精力全都纠结在每句话如何写得完美上了。因此，延东会觉得做事情很累，很难做到让自己满意的程度，发展到最后就变得越来越没有自信，越来越不愿意做事情。

抑郁症是当今社会各种心理疾患之首，全球大约有 20% 的人患有不同程度的抑郁症，虽然轻度抑郁症并不影响日常工作和生活，但这些人的生活快乐指数和幸福感都大为降低。当前，抑郁症已经成为诱发各种社会问题和家庭问题的顽凶之一，引起了社会各界的广泛关注。

延东的心理问题如果再不得高度重视，就很有可能引发一系列严重的问题：脱离社会交往，引发严重的身心障碍。那么，怎样缓解延东的抑郁心理呢？

抑郁心理最大的问题是缺乏行为动力，缺乏主动改善自我的能力；抑郁症患者最大的问题是“不动”，不光是脑袋不运转，就连身体也懒得动，想让他们充满活力是很难的。

针对抑郁症患者，我的心理中心开展了抑郁情绪治疗训练，并且设有专车，每天挨家挨户去接送他们，面对专业人员的耐心与热情，他们想不来都不行。我们的活动一般都安排在休息日、节假日，不会影响他们的日常工作和生活，所以抑郁症患者的家属都非常支持我们的做法，也非常理解我们的良苦用心。

抑郁症患者一般都不愿意运动，更不愿意和陌生人交流，我的心理中心就从这两个问题入手，坚持把人带出来，由专人负责安排项目，让大家玩得开心、动得过瘾。我们为抑郁症患者组织了跳舞、爬山、郊游等活动，都是围绕着“动”做各种适应性训练。成群结队的户外有氧运动是非常好的驱逐抑郁的运动形式，一般情况下，只要坚持半年，抑郁情绪就会大为缓解。

为此，我定期派人接延东到心理中心参加活动，虽然他非常被动，一开始也很抗拒，甚至连门都不开，但架不住我们坚持不懈的积极安排和耐心关怀，他还是勉强来参加活动了。当然，如果我们不主动去接他，他是肯定不会来的。

延东一开始进入这个运动的大环境时，基本不与别人交流，我们便组织体能对抗赛，比如掰手腕、打拳击、打乒乓球等，虽然不用说话，但是两个人在无声地交流。慢慢地，延东喜欢上了搏击，每次来都要和对手打到没了力气才罢休。这种“大运动”带来的巨大体能消耗对抑郁状态的缓解更为有效，而且对年轻人来说很有吸引力。

经过几个月的运动，原来体重为 95 公斤的延东减了 20 公斤，脸上也有了笑容，还会主动跟大家交流，整个人体态轻盈、步履矫健、精神爽快、活力无限，浑身上下透出一股年轻人的朝气，和刚来时体态臃肿、精神压抑、一脸疲倦的“老人样儿”判若两人。而且，他再也不用我们的工作人员去接送他了，每次都是第一个到、最后一个走。

这样坚持锻炼了半年，延东就结束休学回校上课去了，而且回到学校以后，他继续坚持锻炼，抑郁状态大为改善，获得了从未有过的自信和快乐，恢复了年轻人的活力。他说自己已经离不开这种形式的集体活动了，并且会一直坚持下去。

抑郁心理严重的人的多巴胺分泌会明显减少。多巴胺是一种神经传导物质，与人的情欲、感觉有关，传递兴奋及开心的信息。人的抑郁与多巴胺的分泌量减少有直接的关系，而用运动和交往的方法可以刺激多巴胺分泌物的增加，让人产生快乐的感觉。

因此，对于抑郁症患者来说，在坚持药物治疗的前提下，一定要多运动，身动才能心动。尤其要进行户外有氧运动，充足的阳光和新鲜的空气对改善抑郁情绪非常重要，而且要尽量参加多人参与的体育活动，在运动中的沟通交流、说笑打闹可以促进多巴胺的分泌。

虽然运动和交往是缓解抑郁的最好方法，但难点就在于人一

旦抑郁了，首先远离的就是运动和交往。这时，家人一定要想方设法地帮助其走出家门，到一切有利于运动的场所跳舞、打球、跑步、游泳、爬山……不管是什么运动项目，只要动起来，就有利于抑郁状态的缓解。如果实在没办法让其走出去、动起来，就一定要及时向专业的心理救助机构求助，千万不能坐视不管、任其发展，以免铸成大难，遗憾终生。

偏执心理

偏执心理就是人们常说的“自以为是”，它几乎存在于每个人的心理特质当中，只是程度不同而已。有的人随时随地都能表现出这种特性，有的人则是在特定的场合下才会表现出来，还有的人几乎很少表现出这种心理。

偏执心理严重的人总是目空一切、唯我独尊，自视清高、目无他人，认为自己是最厉害、最正确的人，甚至把自己看成天才，认为别人很笨。这种人的事业和生活一般都不会太好，因为事情的结果总是和他们的愿望相违背。

偏执程度较低的人虽然也喜欢以自己之长比别人之短，但是他们还相对懂得谦虚礼让，知道尽量不要伤害别人，所以在与别人有分歧的时候，他们习惯迂回表达，既让自己赢得尊严，又不给对方造成尴尬。

其实，这类人并不是没有自以为是的心理，而是他们的这种心理仅处于潜意识层面，他们自己也未必能明显地觉察到，而且这种心理通常会被后天习惯化了的尊重意识所取代。也就是说，这类人不会带着强烈的自我意识和别人交往，容易从尊重他人的角度考虑问题，因此他们很受欢迎。

偏执心理对人的危害和影响很大，有时甚至会断送一个人的大好前程，因为偏执心理严重的人容易被边缘化，甚至遭到群体的排斥，最终往往一事无成、一生平庸。

---

45 岁的建青一直没有固定的职业，从一家国有企业出来下海经商后就再也没有回去。他干过很多行业，办过广告公司，卖过保险，搞过销售，开过饭店，做过按摩，但最终什么也没干成。

建青的脑袋瓜很活泛，但整天这也看不惯、那也看不上，能入他“法眼”的东西不多，令他心烦的事却不少。他在国企工作时，虽然工资不高，但比较稳定，可他总是觉得自己怀才不遇，应该出去闯荡一番，实现自己的辉煌梦想。领导不想耽误年轻人的前程，就批准了他的要求，给他办理了停薪留职手续。

然而，建青第一次下海经商就被“呛”了个半死。他从单位出来什么经验都没有，只是因为听朋友说广告行业很挣钱，不用投入成本，拉到业务就挣钱，便心血来潮地办起了广告公司。结果，从广告公司成立到注销不到一年的时间里，他不仅一笔业务都没谈成，而且连一个业务员都招不到。由于他没钱发工资，想采取无底薪拿提成的办法招聘业务员，人家一看他公司的实力：办公条件极其简陋，屋里除了几张办公桌、一组沙发之外，只有一个铁书柜；业务平台得靠业务员自己去搭建、找关系……哪个年轻人愿意到这种公司发展，所以他自己干了不到一年就关门了。

这次没干成事给建青上了一课：要想干成事首先得“交学费”，至少得跟人家干上几年摸摸门道，等有了经验之后，自己再干才能水到渠成。听朋友说卖保险挺挣钱，凭他这张能说会道的嘴，应该是卖保险的好手，于是他去一家保险公司应聘，结果也是干了不到一年就辞职了，原因当然是没挣到什么大钱。他总是认为自己很有能力，无论在哪个行业都应该很快就出人头地、成为行业领袖，所以当花费了快一年的时间还没成功时，他就烦躁、失望了。当然，他不是对自己失望，而是对这个行业或者不欣赏他的人失望。

建青对自己有很大的信心，但又说不清楚这种信心来自哪里。他认为自己和别人打交道的能力是很强的，卖保险不行并不等于自己的销售能力不行，于是他到一家公司做推销家电的业务经理。其实，销售工作非常考验人的韧性和耐心，建青的优势是能说会道，但只要别人对他说的没反应或不感兴趣，他就立刻泄气，甚至转身就走，连句客气话都不说。因为他觉得自己不被尊重，既然这单生意做不成，那就没必要和对方再说什么。他认为这就是他的特点，能行就行，不行就拉倒，从不说废话。可问题是跑市场、搞销售哪有一次就成功的？但建青不可能“受那份委屈”，所以入职不到 3 个月就又不干了，也是一单生意都没做成。

家人都劝建青不如回原单位好好工作，但他不愿意就这么灰头土脸地回去，他认为既然出来了就得混出个名堂，给自己争口气。其实更重要的是，建青从来就不服输，他认为失败不是自己的能力问题，而是因为自己生不逢时、怀才不遇。

接下来，建青还是自己干，又是开饭店，又是开按摩店，但都没有超过半年就关门了。就因为他这么折腾，钱不但没挣着，还花出去不少，养家全靠妻子的工资，妻子差点儿跟他离了婚，要不是他的爸妈在经济上大力支持，这个家早就撑不下去了。

建青还有一个特点就是爱钻牛角尖，认准的事情十头牛都拉不回来，不认可的事情再怎么说也不去做，只按自己的想法做事，即便事实证明他是错的，他也不会承认，只是回避不谈而已。他有一个根深蒂固的意识，那就是他看到的、想到的都是对的，只要别人和他的观点不同，就会被他当作对立面。

最后，建青又想投资做“大事”——建一个健康养生、养老度假的俱乐部。因为投资很大，他准备拿自己的房子和爸妈的房子做抵押，贷出一大笔款来。不过，这次爸妈、妻子、上高中的儿子联合起来，坚决反对他的一意孤行。建青可不是听劝的人，放言如果大家不支持他，他就出去借高利贷。

家人既害怕建青鲁莽行事，又担心他的心理出了问题，于是决定找心理专家进行咨询，希望从心理角度入手，帮他彻底转变态度。就这样，他被家人连哄带骗地带到了我的面前。

建青说话确实很有条理，思维也很敏捷，想象力十分丰富。他说自己的事业很不顺利，这些年虽然一直在学习、摸索、打拼，但很多事情他自己无法把握，毕竟对一个人的成功与失败来说，主观因素很重要，但客观因素更重要。没有哪个人不渴望成功、不希望出人头地，但真正成功的是极少数人，因为资源只掌握在极少数人手里，他们想让谁成功简直是轻而易举，而大多数人是没有办法享受到这种资源优势的。资源就像绣球，等着接绣球的人有成百上千，但抛下来时肯定只砸在某个人头上，接不到的是大多数人，何况现在绣球都不在明面上抛了，暗地里送给谁都不知道呢！所以，即便有能力也未必能成功，成功了的人也未必说明他有多大的本事，只能说他运气好、机会好、资源好。

建青说自己从来不会向命运低头，假如哪一天他真的认输了，那说不定就是他人生的结束，反正只要他活着，他就不会服输，没有这种信念，他也不会撑到今天。他说自己无法和家人在这方面达成一致，更无法得到家人的理解，这是他最大的心病，也是家人对他不满的原因。

建青承认自己也有缺陷，但他说没有缺陷的人存在吗？别说自己是一个平民百姓了，就算是伟人能保证一点儿缺陷没有吗？人有缺陷是很正常的事，家人非让自己改掉，那不是强人所难吗？其实，他也不是不想改，不过这是说改就能改得了的吗？要真那么简单，所有人就都是完美无缺的了！再说，缺陷也分从哪个方面去看，说不定有些人眼里的缺陷在另一些人眼里就是优势。

既然来找心理专家了，建青便坦然面对，承认自己的困惑也不少。他觉得自己很聪明，也算是明事理的人，而且没有做过缺德事儿，但为什么总是事业不顺呢？他很瞧不起那些靠关系发展起来的人，认为那不叫本事，他觉得只有靠自己的不懈努力踏踏实实、一步一个脚印发展起来的才是真本事。他相信自己的能力，认为只要给他机会，他一定会成功，但不知为什么，现实一直在和他作对。

建青说生活中和他有共同“遭遇”的人太多了，都属于“怀才不遇”，不过大多数人真没有什么“才”，只不过自恃有才、心里没数，但他强调自己和那些人绝对不是一类人，毕竟经历了那么多事情，他清楚自己的优势和缺陷。因此，他觉得这次搞健康养生、养老度假项目肯定能成功，而且能做大，对社会也有好处。然而，他没想到这个项目居然遭到全家人的反对，所以他很恼火。他让我帮他说服家人他一定会做好这个项目，让他给全家人一个交代，给孩子一个好的前途，也实现自己一生追求事业的愿望。

听完建青和家人的诉说之后，我让建青说说对自己个性的看法。他说他对自己的个性还是比较满意的，不偏激、不势利，温和偏内向，但也是柔中带刚、刚柔相济。当然，顺心的时候怎么都行，一旦遇上烦心事，蛮不讲理也是有的，但总的来说个性还是不错的。在人际交往方面，他有自己的特点，不喜欢滥交朋友，喜欢君子之交、莫逆之交。

接着，我让建青谈谈对家人个性的看法。他认为不是一路人不进一家门，妻子和他的个性差不多，都是很实在的人，而且妻子比他还实在；爸爸也是一个老实厚道的人，在电力企业干了一辈子基层管理，退休之后就是居家养老；妈妈的性格有点强势，家里家外的事情几乎都亲力亲为，而且容易着急上火。建青认为自己的性格更像妈妈一些。

建青妻子对自己的评价比较客观，她觉得自己是活得比较简单、踏实的人，不像建青一天到晚想三想四，整天做梦发大财。她认为一个男人应该踏踏实实地干点事情，不能整天胡思乱想，哪有一步登天、一夜暴富的好事儿呀！她觉得男人本事大小无所谓，挣不到大钱也没关系，只要踏踏实实过日子就行。她希望过安稳日子，不希望过建青想的那种投大资、挣大钱，整天提心吊胆的日子。她觉得建青原来的工作挺好的，但他就是不满足，说辞就辞了，这些年来不仅没什么收入，还赔了不少钱，全靠公公婆婆接济，这样啃老真的很不对。

其实，只要建青不闹着投资，全家就过得挺好的。一听说他又要投资，他的爸妈首先就不同意，前几天他的妈妈就住院了。他的妻子也受不了他没完没了的瞎折腾，表示如果他再胡乱投资，她就真的要跟他离婚了。

综合来看，建青属于典型的偏执心理。那么，偏执心理是如何形成的呢？

1. 性格缺陷的影响

性格是一个人习惯化了的行为方式和为人处世比较稳定一致的态度特征。一个人不管身份、职业、年龄如何，都会有一些相对固化了的行为规律和态度、意志、情绪等特征，这些规律和特征是有别于他人、能够彰显自己特点的，这就是一个人的性格。

性格多半是后天形成的，带有明显的社会属性和道德评价意义，但也存在着遗传生物学因素，因此，人与人之间的性格差异是非常大的。

比如，有的人性格和善，为人厚道，通情达理，善于与人相处，有较好的人际关系和口碑评价；有的人性格耿直，坦诚率真，表里如一，不隐瞒自己的观点，也不顾忌得罪别人，活得比较自我；有的人性格细腻，谨小慎微，优柔寡断，无论干什么都考虑得很周全，生怕因为什么过失而给自己带来麻烦，但也会失去很多机会；还有的人性格傲慢，刚愎自用，自以为是，喜欢独来独往，不会处理人际关系，但一般都比较聪明，有很高的智商和艺术天分。

性格问题和心理问题有着十分密切的关系，不同的性格会产生不同的心理问题。性格缺陷引发的常见心理问题是心胸狭窄。比如，同事、朋友在哪方面比自己强，心里就很不舒服，虽然压抑着忌妒心理，但仍然难以控制，不得不用嘲讽对方的方式发泄出来，只有这样才会觉得舒畅一些。

性格缺陷引发的心理问题还有自以为是和虚伪，总是觉得自己很精明，什么事情都能看得透彻，如果别人和自己持有相同的意见，就会觉得自己了不起，得到了大家的一致赞同；如果别人和自己的意见不一致，就会轻视对方，认为别人没有见地。这类人即使表现得非常谦虚，内心其实也是很孤傲的。

性格缺陷带来的心理问题会影响人际交往关系，经常左右树敌，处处受孤立；不良的人际交往关系又反过来加剧心理问题，最终使身心都受到影响，整个人都不在状态，事情总是处理不好，工作和生活大受影响。

当然，没有性格缺陷的人是不存在的，就像建青所说的伟人也会有性格缺陷，只要生活在现实社会中，人的一生就不可能是风平浪静、事事顺遂的，人生道路上总会有坎坷和荆棘，甚至有诸多困境和灾难，这些磨难都会给人的心理带来影响，进而会产生各种各样的心理问题，这是在所难免的。

不同性格的人即使生活在相同的环境背景下，其命运也是大不相同的。这是因为不同性格的人在遇到相同的问题时，心理反应是大不相同的，有的差距会非常大。比如，性格内向的人会因为承受不了某种打击而出现严重的心理问题，而性格外向的人面对挫折的心理反应相对轻微，甚至在不知不觉中就渡过了难关。

人的生活感受并不完全取决于物质条件，更多的是取决于精神层面。越是豁达开朗的性格，越容易产生愉悦感；越是内敛压抑的性格，越容易产生烦恼和惆怅，总有发不完的牢骚。

一般来说，性格比较开朗的人出现心理问题的概率相对较小，他们大多有着积极的生活态度，能够适应不同的环境压力，容易建立起良好的人际关系。如果再具备聪慧敏捷、勤勉务实、坚韧不拔等良好的人格品质，或者遇到良好的发展机会，就很容易取得不错的成绩。现实生活中的成功人士大多属于这类人。

性格和心理都存在一定问题的人往往个性偏激、认知极端，不是事业受阻就是人际关系不畅。这类人最大的特点就是怨天尤人，对人、对事、对环境、对社会满腹牢骚，从不在自己身上寻原因、找差距。具有这种性格缺陷的人不在少数，他们靠自己的力量很难摆脱所遇到的困境，需要接受外界尤其是心理专家的帮助。

有些心理失衡者在坚韧性、果敢性、强迫性、敏锐性甚至是冒险性上要优于心理健康的人，当然还有环境和机会等多方面客观条件的影响，使得他们一时间光芒四射，甚至会创造出辉煌的成绩，但他们在生活方面未必是幸福快乐的，甚至是非常不幸的，这种情况并非少数。在现实生活中，很多事业未必辉煌、成就未必突出的平凡人却过着幸福快乐的生活，原因就是他们的身心是健康的。

建青说他想做一个既心理健康又小有成就的人，能把事业和家庭都经营得很好。这种人是大家都希望成为的人，但要做到是很难的，难就难在“见利忘义”上。很多人打拼事业的时候很少顾及家庭，理由是身不由己、分身无术，其实是他们自己没掌握好分寸，一旦钻到利益的黑洞里，就很难放下欲望去照顾家庭，尤其是男性。

2. 自我认知产生障碍

偏执心理严重的人不可能有正常的自我认知能力，而且会形成极强的唯我独尊意识。

建青对此也不否认，但他认为这没有什么不好，如果一个人连自己都不相信，那还能有什么魄力？当然，他承认自己在很多事情上确实过于主观，但他认为自己属于比较聪明的人，所以比起别人的意见，他更相信自己的判断。

然而，这正是偏执心理最核心的问题——只相信自己。一旦解决了这个问题，偏执心理就基本缓解了，但这是一个非常复杂的问题，解决起来比较困难。

偏执心理有七个明显的特点：

（1）广泛猜疑，极度敏感，常将他人无意的甚至是友好的行为误解为敌意或歧视，有时会没有根据地怀疑自己被别人利用或伤害，过分警惕与防卫，对侮辱和伤害耿耿于怀。

偏执心理严重的人有着超出正常范围的敏感，总是怀疑一切。在他们眼里，任何人都是虚伪的，任何事情都是有目的的，而且往往都是不怀好意的。他们绝对不能忍受自己受到侮辱或伤害，即便当时没有能力反击，也一定会怀恨在心、伺机报复。

偏执心理严重的人往往分不清好事坏事、听不出好话坏话，极易把坏事情当成好事情、把坏话当成好话，等真相大白以后，他们会深感懊悔，从此便对很多事情存有戒心。

其实，关键的问题还是他们的心理成熟度相对较低，不敢放心大胆地与他人接触，一旦遇到问题，便采取“以否定保安全”的态度，即为了不受伤害而拒绝接受他人的意见。

（2）思想固执，行为呆板，心胸狭隘，常将周围事物解释为不符合实际情况的“阴谋”。

偏执心理严重的人总是消极看待任何人、任何事物，习惯否定自己不认可的一切。比如，看到商场的促销海报，第一反应就是这家商场把积压多年的旧货拿出来兜售，以次充好；谁要是请病假不来上班，就认为这个人是装病，一定是去干私事了……

其实，偏执心理严重的人往往生活在一个偏执的环境中，尤其是家庭环境。如果家长整天怀疑一切，孩子就会在“言传身教”潜移默化的影响下也疑神疑鬼，最终“青出于蓝而胜于蓝”，偏执心理问题发展得更为严重。

（3）忌妒心强，对他人获得成就或荣誉感到紧张不安，不是寻衅争吵就是在背后说风凉话，或公开抱怨和指责他人。

偏执心理严重的人往往有着非常强的忌妒心，因为他们觉得成功应该是属于自己的，一旦成功被别人“抢走”，他们就会心理失衡，通过诋毁他人甚至无理取闹的方式，歪曲别人成功的事实，以达到否定他人的目的。

（4）自以为是，自命不凡，往往言过其实，对自己的能力估计过高，惯于把失败和责任归咎于他人。

人都有肯定、满足自我，被他人理解、尊重的欲望，这是正常的心理需求。个人的主观愿望和他人的客观看法相一致是非常重要的心理认同，但他人可以承认或接受一个人的主观愿望，也可以否定或不接受一个人的主观愿望。

偏执心理严重的人无法接受他人对自己主观愿望的否定，他们会认为他人是不通情理、对自己缺乏了解的。在他们看来，如果自己的主观愿望不被接受，那一定是外部因素的问题，而绝不是自己的问题。

偏执心理严重的人往往言过其实，在表达对一个事物的喜欢或想去做某件事的时候，他们会极力渲染这个事物的好处或夸大做这件事的重要性和迫切性，但如果他们讨厌某个事物或不想做某件事，他们就会极力丑化这个事物或把这件事说得非常不堪。

其实，这些都是言过其实的，只是为了达到他们的目的而故意渲染的。

（5）自卑心理严重，过多过高地要求他人，但从来不信任他人的动机和愿望，不能宽容他人的过失。

有的人可能会提出疑问，具有偏执心理的人不是超级自信、极度自我吗？怎么又说他们自卑心理严重呢？其实，所谓的“超级自信”“极度自我”“极端自以为是”都是自卑的表现。

真正自信的人不会自以为是，而是能坦然地接受他人的不同意见或看法，甚至还会主动否定自己的主观意见或看法。自卑的人不会主动否定自我，更不会接受他人对自己的否定，所以才会表现出极端的“自我”与“自以为是”。

偏执心理严重的人对他人非常挑剔，尤其不能接受他人的过失，这也与他们的自以为是、忌妒心强有关。因为他们凡事都认为自己正确，一旦他人遭遇失败，他们就会拿他人的失败肯定自己的正确、证明自己的聪明，不仅不会宽容对方，甚至还会落井下石，把对方永远钉在“耻辱柱”上，让对方没办法再超过自己获得成功。

（6）不能正确、客观地分析形势，容易从个人感情出发，脱离实际地与人争辩甚至敌对，固执地追求个人不合理的权利或利益，主观片面性强。

偏执心理严重的人一旦觉得自己的权利或利益没有得到落实，不管客观事实如何，都会非常主观片面地认为是他人和自己过不去，将责任都推到他人身上，并容易情绪化地与他人争辩，甚至最终走向对立。

在职场中，有些偏执心理严重的人很厚道，也确实兢兢业业、任劳任怨地埋头工作，但看问题总是很片面而且执拗极端，只看得到自己的优点，却看不到自己客观条件的欠缺。一旦职位晋升没有他的份儿，就会把责任推到领导身上，认为是领导不欣赏他，故意和他作对，之后便消极对待工作。这种人到最后一般都会辞职，因为他们觉得整个单位都是和自己敌对的，而且之后很难再找到理想的工作，因为他们从此便有了极强的防卫心理。

（7）如果建立了家庭，那么会常常怀疑自己的配偶不忠。

偏执心理最突出的特点就是敏感多疑，捕风捉影，听风就是雨，把自己想象的东西当作现实。尤其是进入婚姻生活之后，对配偶不忠的怀疑尤为突出。这是因为偏执心理严重的人一般都有严重的自卑心理，害怕被伤害、被抛弃，极度没有安全感，所以他们对婚姻家庭的安全要求远远高出常人。

其实，对婚姻家庭的安全要求是人之常情，但偏执心理严重的人提出的安全要求很高，而且只针对配偶，根本不会同样要求自己，而且他们会经常怀疑配偶心存不轨，和自己结婚是有目的的。这种怀疑多半来自他们自己的某些欲望诉求，正是因为他们自己有某些不健康或过分的欲望诉求，才会臆想配偶也是如此，所以认定配偶会背叛自己，而自己需要提高警惕，时刻提防。

对偏执心理的矫正首先要从调整认知开始，只有先让他们从表现形式上认识到自己偏执心理的特点，才能让他们有改变的方向。通过对比偏执心理的七条特征，建青发现自己几乎一条不落都具备了，这说明他的偏执心理是比较严重的。

偏执心理的矫正方法主要是认知调整法，只有认识到了，才有改善的可能。然而，偏执心理最大的矫正难点就是偏执心理患者不接受与自己认知不一样的观点。矫正偏执心理最有效的方法是打开偏执心理的认知屏障，而打开偏执心理认知屏障的最基本手段是理解偏执心理，走进偏执心理患者的内心，让“外来者”成为他们的朋友。只有这样，他们才有可能接受外界的帮助，从而打开自己封闭的认知屏障。

需要注意的是，矫正偏执心理靠偏执心理患者自己是不可能的，一定要借助外力，而外力的介入一定要从“尊重”偏执心理患者的认知开始，一步步走进他们的内心，然后就会发现这些人有着“极强”的内心世界和“极为复杂”的认知模式。

比如，这些人认为自己能看到、想到别人都看不到、想不到的东西，觉得自己是站在高处的人，一般人理解不了自己的想法，而且不是自己不想接受别人的观点，实在是因为别人的观点都太狭隘，如果自己接受了这种观点，就相当于明白人接受了糊涂人的观点，事情一定会发展得一团乱。这是偏执心理患者共同的思维特点。

想要打开偏执心理患者的认知屏障，首先要承认他们的认知特点，只有这样，他们的内心才允许外人进入。如果把他们当成怪物或精神病，他们就真的会越走越远。当然，他们实际上是被别人边缘化了，不过他们认为自己是“懒得”和别人沟通而已，真正痛苦的还是他们的家人、同事和朋友。

其实，偏执心理患者的内心是很丰富、很有意思的。常人往往运用惯性思维，而他们总是运用逆向思维；常人总在跟随大众心理，迎合社会观念，而他们不会从众，甚至会反观社会……总之，他们的思维习惯和常人非常不同。

偏执心理患者对“志同道合者”显得很不偏执，甚至还很随和。只有“认同”和“接受”了偏执心理患者，才会被他们所接受，而且被他们接受之后，他们的观点是可以拿出来探讨甚至商榷的。因此，接下来的矫正工作就是在“相互接受”之后进行交流与探讨，以便相互学习、相互促进。外界的干预能力要体现在“道高一尺，魔高一丈”上，既“合作”又“商榷”，既“讨论”又“引导”，最终的结果就是让偏执心理逐渐找到“接地气”的方向，找到跟大家相融合的意识途径。

偏执心理矫正工作的成功在很大程度上依赖于介入者对两种思维、两种观念模式的辩证使用能力，只要介入者能承接住偏执心理患者的基本心理诉求、成为他们的朋友，就能让他们“俯下身”去接触大众的正常心理，一点一点地进行试探、摸索和感受，久而久之，偏执心理就会被正常心理所渲染和影响，最终逐渐靠近大众的正常心理。这就是偏执心理矫正的全过程。

建青用了两年的时间逐步建立起正常的心理机制，也逐步意识到了自己过去的心理问题。现在，他踏踏实实地在一家私营公司做管理工作，虽然职位不高，但他既有年龄优势，又有创业经验，成了部门的主心骨，备受尊重。建青终于找到了真正的自我，工作和生活也走上了正轨，整个家终于安稳了下来。

焦虑心理

有些人很容易因为一点儿小事就心悸、心虚、恐惧、紧张。比如，家人没有按时回家就格外担心害怕，总是往坏的方面去想——是不是出车祸了？是不是遇上坏人了？而且紧张得一会儿趴在窗子上眺望，一会儿跑到楼下张望，跟热锅上的蚂蚁一样窜来窜去、焦灼不安，直到家人回到家，悬着的心才会落下来。

这类人的心里装不下任何事情，丁点儿大的事情都能把他们急出病来。比如，昨天借了邻居家的小物件，今天必须赶紧买了还给人家，好像晚几秒就会得罪人家似的。左邻右舍、亲戚朋友……只要是他们熟悉的人，哪怕只是患上伤风感冒、头疼脑热，在他们眼里都是不得了的大问题，他们会把结果想得非常严重，这就是焦虑心理。

关莉就是一个具有严重焦虑心理的人，一天到晚提心吊胆、紧张兮兮地过日子，才 50 岁出头就已经很显沧桑了，头发斑白不说，面色还很暗淡，神态十分焦虑。第一次见她时，我吓了一跳，因为她的相貌和年龄实在是不符。

关莉的女儿在 25 岁时谈了一个男朋友，两个人相处得不错，后来便准备结婚。男方找人算了算结婚的日子，想把婚期定下来。关莉知道这件事后大为恼火，觉得男方完全不尊重女方，结婚日子那么大的事情怎么能不征求女方父母的意见就定下！

准女婿解释说自己家找人算是为了找一个黄道吉日，没有不尊重女方父母的意思，只是提个建议。关莉一听，觉得准女婿的说话态度十分恶劣，还没结婚就敢顶撞准岳母，简直就是冒天下之大不韪，于是坚决不同意这门亲事，非要女儿跟男朋友分手。

准女婿不停地给关莉赔礼道歉，一再说自己不懂事，今后一定改，再也不会冒犯岳母了。女儿也一再说好话，说男朋友只是说话方式太直接，绝对没有不尊重、顶撞她的意思。

然而，关莉的态度很坚决，认为准女婿婚前就敢这样强硬对待女方家人，婚后绝对不会让女儿过上好日子。她以过来人的身份劝女儿，宁肯现在分手痛苦，也绝不能嫁给一个不尊重自己的男人。因为她吃了一辈子不受尊重、不被待见的苦，最担心的就是女儿重蹈自己的覆辙，她绝不能眼睁睁地看着女儿走自己的老路。

准女婿发现关莉的态度很坚决，就劝女朋友别在关莉的气头上火上浇油，结婚的事先放一放，等她气消了之后再商定。关莉的女儿非常着急，马上就要结婚却得不到妈妈的同意，于是找到我进行心理咨询求助。

关莉的女儿说："我妈特别固执，说是为了我的婚姻幸福着想才反对这门亲事，但实际上我和男朋友的关系很好，过得也很幸福，并不存在妈妈担心的那些事情。"

我主动约关莉前来面谈，她爽快地答应了，风风火火地走进了我的心理咨询室。

在谈话中，关莉一再强调她这辈子活得很累，最担心的就是女儿的婚事，无论如何都不能让女儿再走弯路、经历她遭受的那份苦，因此，她决定让女儿退掉婚约，重新找一个好男人。

在女儿小的时候，关莉就和她约定坚决不能和男生来往，周末也不能出去玩，只能在家温习功课。如此一来，女儿从小就没什么朋友，更别提和男生交往了。工作之后，女儿才开始谈恋爱，因为没有和男生接触的经验，每次恋爱都忧心忡忡，生怕遇上渣男。女儿前后交往了几个男生，但回家跟关莉一说情况，立马就被关莉否定了。

女儿和第一个男朋友见第二次面时，男朋友拉了拉她的手，女儿觉得有些尴尬，回来就告诉了关莉，关莉直接就否定了这个男朋友，说他太轻浮、太随便了。后来，女儿和第二个男生见面，结果男生迟到了半个小时，男生一再道歉，解释是因为堵车才迟到了，关莉知道这件事后又是一顿数落，说这个男生没有责任心，堵车是借口，哪有第一次约会就迟到的，这样的人不讲信用，不能接受。

类似的事情发生过很多，女儿找男朋友的事几乎都毁在了关莉手里。关莉就像女儿找对象的审查官，女儿必须得到她的同意才能继续谈下去，否则就得立刻终止。女儿和最后这个男朋友好不容易到了谈婚论嫁的时候，结果又因为关莉觉得男生说话态度不好而面临着被分手。女儿非常无奈，但又习惯了什么事都要关莉拍板。离开关莉的“指导”，她自己根本没有做主的底气。

女儿问关莉准女婿有什么致命缺点，关莉的回答令她啼笑皆非：“有结婚之前就敢顶撞准岳母的男人吗？你爸爸脾气那么暴躁、对我那么不好，在结婚之前他都不敢顶撞你姥爷、姥姥。就你爸爸这种脾气我都忍气吞声了一辈子，他比你爸爸还厉害，在婚前就敢顶撞我，那你结婚之后还能有好吗！”

一听这语气，我就知道关莉的婚姻家庭生活过得很艰辛，这辈子受了丈夫不少气。

关莉说现在她和丈夫的关系还可以，但丈夫年轻时的脾气非常不好，属于点火就着的类型，脾气一上来就摔东西，不过随着年龄的增长，丈夫的脾气“消停”了许多，最多就是瞪两下眼，反倒是她自己越来越暴躁，动不动就着急上火，整天和丈夫吵闹个不停。

关莉认为自己脾气不好应该是更年期的原因，没有办法，控制不住。她觉得自己最大的问题是心情不好，很少有高兴的时候，更别提开怀大笑。由于丈夫有高血压、心脏病，一年要住院好几次，关莉最担心、最害怕的就是哪天丈夫一发病就没了，每次丈夫犯病，她都担心救不过来，心情糟糕透了。这个时候往往是她和丈夫关系最好的时候，两个人都想好好过日子，不愿再闹矛盾了。但好不上几天，两个人又会因为一些鸡毛蒜皮的事吵闹起来。

关莉的丈夫爱喝酒，自从得了高血压、心脏病以后，大夫嘱咐他尽量少喝酒，但他管不住自己，三天两头地就想喝上一盅，关莉因为这事没少跟他打仗怄气，有时也会气得说狠话："干脆喝死拉倒！"丈夫觉得关莉小题大做，毕竟医生又没说禁酒，他也不是天天都喝。

一次，丈夫的哥嫂带着孩子们来家里做客，关莉高兴地炒了几个菜招待大家，也允许丈夫喝上一小盅。本来是挺高兴的事，结果丈夫趁着关莉没注意又满上了一盅。关莉发现后，脸色马上就"晴转阴"，但当着哥嫂及孩子的面也不好意思发作，就劝丈夫别再喝了。谁知趁着关莉不注意，丈夫赶紧把第二盅酒喝了，关莉发现后火冒三丈，朝着他的脑袋就是狠狠一巴掌，嘴里还大声呵斥："没出息！酒是你亲爹啊？你少喝点能死啊！有本事把这一瓶子酒都喝了吧！"丈夫在别人面前挨了打也是怒火中烧，站起来想反击，最后被哥嫂劝住了。

类似这样的战争不知道发生过多少次，总是打了和好、和好再打，无穷无尽，周围人都已经见怪不怪了。其实，关莉担心的是丈夫的健康，她不懂为什么丈夫宁肯失去健康也要喝那些“毒药”，抱怨丈夫这么大的年纪连这点事都管不住自己，觉得他特别没出息。

除了担心女儿的婚姻、丈夫的健康，关莉还放心不下自己的妈妈。老太太 85 岁了，身体还硬朗，生活也能自理，因为不愿跟儿女们住在一起，一直坚持一个人生活。关莉兄妹四人每周都去看望老太太，送点东西过去或者帮着干点家务。

关莉很孝顺，但老太太并不喜欢她，因为她的关心让老人家觉得约束太多了。比如，关莉一直建议大家出钱为老太太找个保姆，毕竟老太太上了岁数，身边没人照顾，大家都不放心。老太太试着找过几个保姆，但都没能坚持太长时间，最长的几个月就走了，最短的几周就走了。关莉经常批评老太太，要求老太太别太挑剔，只要保姆能照顾人就行了，别的都是次要的。

老太太可不是这么想的，毕竟不是儿女们跟保姆生活在一起，本来她自己生活得自由惬意，现在却要她硬生生地和一个陌生人一起生活，看上去是在照顾她，但实际上她想干的事情保姆往往不让干，而她不想干的事情保姆却让她干，这在无形中给她增加了很多烦恼，因此，她坚决不再找保姆。

最后，老太太提议关莉兄妹四人每周每个人去她那儿一天，另外三天就让她一个人清静清静。关莉听后极力反对，说万一就在老太太独处的时候出了问题，谁来负这个责任。其实，关莉的担心不是没有道理，但老太太觉得关莉根本不考虑自己的感受，每次来看她都只会提出一堆问题。时间一长，关莉和老太太的关系变得很僵，每次关莉去看老太太都会高兴而去、扫兴而归。

综观关莉的生活状态和心理状态，焦虑是毫无疑问的。她为什么焦虑呢？可以说，正是不健康的成长过程与坎坷的生活经历让她深陷焦虑不能自拔。

1. 不良生活环境的影响

关莉的爸爸是医生，一心扑在工作上，基本不怎么管家。关莉兄妹四人从小的记忆就是跟着妈妈生活，就连过年过节都很少见到爸爸的身影，因为爸爸都在医院值班。

关莉兄妹四人对爸爸最深的印象就是他回到家里对着大家大发脾气，不是指责这个，就是怪罪那个，而妈妈就是他最大的出气筒。关莉兄妹四人都很害怕爸爸回家，因为不仅家里的气氛会变得很压抑，而且他们每一个人都逃不过爸爸严厉的体罚。

关莉的童年就是在诚惶诚恐之中度过的，整天活在爸爸的阴影里，生怕哪里做得不好就会被责骂、体罚。妈妈因为常年被爸爸训斥，脾气也变得很暴躁，经常对孩子不耐烦。但比起爸爸来，妈妈的脾气还是好很多。

24 岁时，关莉和丈夫结了婚，至今已经 26 年了。刚结婚那会儿，关莉觉得自己总算逃离了令她有些生畏的原生家庭，终于有个男人能疼她、爱她、关心她、体贴她了。结果结婚没几年，噩梦又开始了，而且这场噩梦一做就是一生。

关莉的丈夫是机床厂的一名工人，没什么文化，人倒是老实憨厚，就是脾气有些古怪。结婚之前，关莉没发现他有什么不妥；结婚之后，才逐渐发现他的坏脾气。

有一次，关莉和丈夫因为一点小事吵了起来，其实丈夫退让一步就没事了，结果他怒发冲冠，凶神恶煞地对着她大吼大叫，最后把自己的外套脱下来，一把火点燃了，喊着要烧了屋子和她同归于尽。要不是公婆出来制服了发疯似的丈夫，还不知道会出什么大娄子。关莉被丈夫的这一疯狂举动彻底吓坏了，很长时间都没缓过神来。

关莉害怕家人担心，不敢让家人知道自己的婚姻不幸福，一个人扛着所有的痛苦。公婆安慰关莉，告诉她丈夫其实人很好，就是脾气有点倔，只要别激怒他就没事。之后，关莉说话做事谨小慎微，小心翼翼地和丈夫相处。

然而，夫妻之间不可能没有一点摩擦矛盾，稍有不顺，丈夫就又发作了，不是点火烧东西，就是掀桌子砸板凳，家里的房门都被他踹坏过。丈夫还有爱喝酒的毛病，只要喝了酒就耍酒疯，没事找事，歇斯底里，不过好在丈夫从没有对关莉动过手。

后来，关莉和丈夫有了女儿，也有了自己的房子，便搬出来单过。关莉觉得有了自己的家，丈夫应该会变好、懂得珍惜，结果他还是老样子。关莉开始采取逃避的办法，只要他发脾气或喝了酒，她就带着孩子躲出去。等回来时，他的脾气或酒劲一过，早就呼呼大睡了，她们就躲过了一劫。

这就是关莉的婚姻生活——几乎每天都生活在丈夫的精神暴力之下，惶惶不可终日。试想，哪个女人受得了这种生活！如果关莉早点离婚，早点逃离这种生活或许会好很多，但关莉的思想很传统，总觉得婚姻并非儿戏，嫁给一个男人就要从一而终，好女不嫁二男，无论如何也不能离婚。就这样，关莉的愚昧想法导致焦虑心理一步一步形成和加重。

在原生家庭里，关莉就已经被伤害，形成了一定程度的焦虑心理，婚姻又给了她二次伤害，很明显，这次伤害的时间更长、程度更重，对她的影响更深。

2. 惯性负面情绪的影响

人的情绪是有习惯性和记忆性的，它不完全依赖于外界的刺激，也受一个人情绪情感表达习惯的影响。在面对相同的外界刺激时，不同的人所表达出来的情绪情感反应是不同的，有些人的情绪会相对稳定，而有些人会情绪激动得难以控制。这固然有性格不同的原因，但其实还与每个人情绪情感表达所记忆的方式和内容不同有关。

有一些人即便面对正面信息也会有负面的情绪反应，面对负面信息时则更是负面情绪一大堆，负向情绪表达和消极心理状态几乎贯穿于他们的生活之中。

另一些人则正相反，无论面对的是正面信息还是负面信息，他们的情绪都是正面的，正向情绪表达和积极心理状态始终贯穿于他们的生活之中。

这两者的区别就是习惯化了的情绪情感表达方式——态度，可以说，生活态度决定了一个人的生活质量。

情绪是人对认知内容的特殊态度，是以个体的愿望和需要为中介的一种心理活动，它包含情绪体验、情绪行为、情绪唤醒和对刺激的认知等复杂成分。所有这些体验、行为和认知等都是社会习得性产物，离不开经验的积累。这种习惯性的记忆一旦形成就不会轻易改变，它会转化成性格的一部分，体现一个人的态度特征。

这就是为什么有的人处处事事乐观通达，而有的人却时时刻刻悲观闭塞。正向积极的习惯性情绪特征是非常符合社会要求的，而消极沮丧的习惯性情绪特征就很难被社会所接受。

对关莉来说，无论是原生家庭，还是婚姻家庭，她从中得到的快乐体验很少，痛苦体验却很多，久而久之，消极悲观就成为她主要的情绪特征和心理感受。

3. 戒备心理的影响

关莉还有一种不良心理，那就是对谁都存有戒心，这个世界上除了女儿几乎没有她能信得过的人，别说领导同事、街坊邻居、亲朋好友，就连丈夫她都放心不下。平常相安无事的时候，这种戒备心理会很弱，一旦有点小摩擦，戒备之心便会立即产生，而且对立的情绪绝对不小，甚至还会附带着报复心理。

关莉和同事的关系就是这样，平时看着还不错，一旦观点不一致，对方就瞬间成为她的“敌人”，对方还不知道是怎么回事，就已经站在了她的对立面上被她“攻击”。这种情况在她身上经常发生，所以她这辈子没结交几个朋友，得罪的人倒是不少。关莉说自己年轻的时候不是对谁都有戒备之心，但随着年龄的增长，这种戒备心理越来越严重。

戒备心理的形成与经常受到某种强烈的情绪情感刺激有关，从而对这些情绪情感刺激建立起一种防御心理。关莉长期遭受丈夫的情绪情感伤害就是一种习惯性的强烈心理刺激，当关莉再受到类似刺激时就会形成条件反射，即建立起强大的防御心理，以阻抗这种刺激带给自己伤害。无论跟谁发生矛盾，刺激都是相似的，在关莉的内心都会产生阻抗，久而久之就会演变成对任何人都存有戒心、不信任任何人的心理问题。

适度的焦虑会激发人的潜能。比如，体育比赛中的焦虑可以激发运动潜能，工作中的焦虑可以激发工作效率……不同行为中的焦虑会有不同形式的潜能被激发出来。当然，焦虑只是在一定程度上有正向作用，如果过度焦虑就会引发一些心理问题，这是必须引起注意的。

患有中度以上焦虑必须去医院就诊，药物治疗必不可少；患有轻度焦虑则未必用药，可以通过心理干预或自我调整加以解决。当然，前提是明确诊断，以防延误。

焦虑心理的调整主要有四种方法：

1. 认知调整法

各种心理疾病都存在认知方面的问题，焦虑心理也不例外。严格说起来，整天无故担忧、忧心忡忡已经不只是认知方面的问题，而是从认知转为行为习惯的问题了。

焦虑心理最突出的认知缺陷是“我为人人，人人负我”，这是一种典型的自虐心理，似乎主观上对自己要求很严格、客观上对他人很宽容，其实根本不是那么回事儿，这样的“外松内紧”只是焦虑心理患者保护自己的一种手段，因为他们不会真实地表达自己，只能以此来伪装、展示自己“正确”的立场和态度，但由于“外表”和“内里”不一致，伪装掩饰不了内心的本质需求，他们最终会被内心巨大的矛盾所羁绊而感到痛苦不堪。

不过，在焦虑心理患者看来，他们把自己的利益都“丧失”到“没有”的程度，却依然得不到别人的理解、尊重和包容，那问题肯定是出在别人身上，绝对不是自己对不起别人。这种错误的认知在焦虑心理中是普遍存在的，因此，焦虑心理患者始终在为自己“喊冤”，觉得自己明明是为了别人好，却落了一身骂名。

通过对健康心理的比照和学习，焦虑心理患者能够逐步意识到自己“严以律已”和“宽以待人”的目的是什么。为什么会这样做？这样做是在担心、害怕什么？这么做有没有虚伪、掩饰和故意的成分？深入思考这些问题有助于焦虑心理患者认清自己，尤其是认清自己的潜意识。

焦虑心理的第二大认知缺陷是想得太多、想得太偏、想法过于主观。在焦虑心理患者眼里，很多人在很多情况下都是有意无意地在与他们作对，最好的也不过是保持一定距离而已。这似乎是焦虑心理的固定思维模式，习惯于把别人想得别有用心、不怀好意，甚至会把问题复杂化、对立化，而这种认知会令他们深感焦虑。

被焦虑心理所困是非常痛苦的。焦虑心理非常严重时，就会影响正常的工作和人际交往，甚至不得不住院治疗。有些焦虑心理患者对自我的要求非常严格，他们能接受别人出现问题，但绝不允许自己出差错。他们想做一个至少在别人眼里完美无缺的人，于是非常在意别人说什么、做什么，整天都在琢磨哪句话是冲他们来的、哪件事是冲他们做的，一天到晚神经兮兮的。他们觉得自己从不招惹别人，但总有些人和他们“过不去”，甚至故意和他们作对。其实，这些都是他们的错误认知，和现实情况根本不符，毕竟谁会整天只关注他们呢？

焦虑心理的错误认知还有很多，但所有的焦虑认知问题都和不自信有关，这是焦虑认知缺陷的共同特点。焦虑和自信是一对“冤家”，自信不战胜焦虑，就会被焦虑所战胜。解决焦虑心理的认知缺陷时，一定要在增强自信心上下功夫，只有这样，才能逐步提高战胜焦虑的能力，自信程度每提高一小步，焦虑心理就会降低一大步。

---

2. 肌体放松法

肌体放松训练做起来非常简单，只要坚持不懈就可以起到减轻压力、缓解紧张、解除疲劳、抑制焦虑的作用。肌体放松可分为呼吸放松和肢体放松两种方式。

呼吸放松法要求直立或挺坐，闭目入静，全身放松，慢吸气、慢呼气，保持节奏平稳，意念在丹田且感受到腹部随呼吸张弛有度，甚至能听到自己的呼吸声。

肢体放松法要求直立或挺坐，闭目入静，全身放松，下颚略往内收，两肩微张，先做下颚划圆运动以放松颈椎，随后双肘、双肩前后划圆以充分舒展。

---

3. 系统脱敏法

明确知道自己焦虑过敏原的人非常适合这种方法，具体做法是先把过敏原分解成由小到大若干个等级，然后让自己入静，在心静状态下先接触最低等级的过敏原，试探自己的心理承受能力，确定能够承受后，再依次接触较高等级的过敏原。需要注意的是，一次不要做太多，分几个阶段交叉完成所有等级的承受能力试验即可。

系统脱敏法的局限性是过敏原必须是可控制的，比如恐高症的过敏原是可以被分解的，先从二楼开始试验，再到三楼、四楼依次递进。有些过敏原是不可控制的，比如考试焦虑的过敏原就不太容易分解，因为无法把考试分成不同的等级，虽然有简单和复杂之分，但自己无法控制。不过，有些焦虑的过敏原是可以控制和分解的，只要知道自己的焦虑原因，就可以采用系统脱敏的方法来治疗焦虑心理。

4. 情绪宣泄法

焦虑心理的主要特点是紧张、担心、害怕，要想缓解这些焦虑情绪，适当的宣泄是一种好办法，只不过宣泄的渠道和方式要科学。一般可以选择放声大喊、做剧烈运动、与人畅谈、外出旅游、消费购物等方式。虽然这种缓解是暂时的，不能从根本上解决焦虑心理问题，但如果持之以恒也会使焦虑症状大为减轻。

“有规律的生活是健康与长寿的秘诀”，这句话特别适合焦虑心理患者，因为几乎所有的焦虑都会导致生活秩序紊乱。解决焦虑可以从重建秩序、调整规律开始，养成良好的生活习惯、常听舒缓轻松的音乐、培养多方面的业余爱好（养花、钓鱼、画画、下棋等），都可以适当减轻焦虑。

关莉采用认知调整、肌体放松和情绪宣泄的方法缓解自己的焦虑心理后进步非常明显，她还把日本著名心理学家森田正马的一句话“悦纳现实，顺其自然”装裱起来挂在自己的房间里，想用一切积极的方式促使自己改变，强化健康的心理状态。最终她成功了，和丈夫的关系也越来越好。

对于一个 50 多岁的人来说，刚刚开始感受到无忧无虑的生活是什么样子确实晚了一些，但对于关莉这种一生都没有体会过轻松愉悦日子的人来说，不焦虑的生活太重要、太难得了，再晚也值得。

更为重要的是，关莉因焦虑心理的缓解而改变了对准女婿的看法，去年女儿就顺利地走进了婚姻的殿堂，而且小两口非常幸福快乐，一家人的关系也非常和睦。关莉说自己是一举多得，用一个人的改变换来了一家人的幸福。

猜疑心理

有些人生性敏感，喜欢猜疑，无论别人在谈什么，他们都喜欢对号入座、广泛联想、做出臆断。这类人大多“很有主见”，以自己“第六神经”敏感发达为荣，认为自己的感觉很敏锐、判断很准确，即便事实证明他们的臆断是错的，他们也不会承认。

敏感多疑的猜疑心理患者一般不会承认自己有心理问题，所以这类心理问题的解决就更为棘手。这类问题会给当事人带来很大的影响，甚至会危害他人和社会。

赵南就是一个敏感多疑的人，他自称能看透别人的内心，经常标榜自己是个心理学家。

赵南开了一家婚庆公司，又当经理，又做司仪，一个人能干好几个人的活儿。能干确实是他的一大优势，但事多也是他的一大特点。当然，他意识不到自己在别人眼中是个“事儿妈”。最让他郁闷的是，他的事业怎么也做不大，自己却累得不轻。

赵南的婚庆公司只有几个人，虽然每周都能接到一两个小活，但基本上没多少钱挣。所谓“小活”就是比较简单的婚礼，替人家布置会场，准备婚礼道具，配上灯光和音响，最多再配个司仪和摄像师。这些工作虽然不多，但比较烦琐杂乱，哪个环节出了问题都会影响整个婚礼现场的效果。

赵南非常担心每个环节的协调配合，因为公司人手太少，很多环节都是外包的，而外包公司的人员流动性很大，有时就随便找个新人来顶班，于是灯光、音响经常会出些小故障。其实，有些问题只是没达到赵南的要求，并不影响婚礼的现场效果，但赵南认为婚礼没法重来一次，也没法停下来等待设备调试，如果真出现什么大问题，自己就得赔钱，所以每次婚礼结束，他都会和外包公司大吵一架，指责对方人品有问题、不负责任、故意刁难等，抓着一些小问题不依不饶，弄得与他合作的人都挺心烦。

一次，赵南接了个婚礼布置的活儿，和对方谈妥了内容和价格，但没签合同。后来，对方来电话要求增加一些内容，接电话的前台说没问题，但价格需要和老板谈，对方便说自己联系赵南。前台和赵南说了这事，赵南想之前都已经谈妥了，生意肯定不会跑的，就安心等着对方再找自己。过了两天，赵南还没有接到对方的电话，便主动联系对方，结果对方说已经和另外一家公司签约了。赵南一再说增加新的内容可以不加钱，但对方说不是钱的问题，而是另外一家公司的风格更适合他们。

赵南非常懊恼，想不通怎么才两天的时间对方就坚定地改变主意。思来想去，他便认定是前台说增加内容需要另付费把对方给吓跑了，于是狠狠地批评了前台。前台觉得很委屈，自己不能做主，告诉对方价格问题和老板谈并无不妥，而且自己及时和老板汇报情况了，最后生意泡汤了怎么能怪自己呢？之后，前台便辞职不干了。

类似的事情还发生了很多，无论是自己的员工，还是外面的合作伙伴，只要一出现问题，赵南总是自己瞎猜下论断，把责任归到别人身上，而且喜欢上纲上线到人格问题，认定别人不负责任、不通情理、欺骗说谎等。正是因为他这种“猜疑别人”的工作风格，没有几个员工能在他这里干太久，也没有几个合作伙伴愿意和他长期合作。

其实，赵南的事业做不大，就是与他敏感多疑的心理缺陷有关，但他自己不承认，他觉得是现在的人都太浮躁，没有几个踏实能干、认真负责的。他常说:“不是自己开的公司，当然就随便应付了事，别人绝不会像我这么认真、拼命，我又怎么能放心呢?”熟悉赵南的人这样评价他:“他就是个劳碌命，谁都不相信，就相信他自己。要是他的本事再大点，他能一个人把全部活儿都干了。”

赵南的爸妈在他很小的时候就离婚了，他跟着爸爸生活，妈妈后来又结婚生子。说起爸妈的婚姻，他非常气愤，对妈妈也多有抱怨。虽然他一直不知道爸妈离婚的真实原因，但毕竟是妈妈狠心抛下他离开家，又和同单位的人结了婚，所以他一直觉得是妈妈背叛了爸爸，毁了这个家。即使后来爸爸结了婚，后妈对他还不错，他和后妈带来的妹妹也相处融洽，但他一直觉得自己没有一个完整的家庭，而这都是因为妈妈的背叛。

当然，赵南从来没和爸妈讨论过这个问题，但“妈妈背叛家庭”这个怀疑一直横亘在他的心里，成了一个死结。一直到现在，赵南对妈妈仍然爱恨交加，爱是因为妈妈一直和他保持联系，对他也嘘寒问暖、关爱有加;恨是因为妈妈离开了他，有了另外的家庭，这是他无法接受也无法原谅的。

赵南有句口头禅：“我知道你是怎么想的！”不管别人怎么解释，他都坚持自己的猜测和剖析是对的，而别人的解释都是诡辩。比如，要是哪天妻子有点头疼脑热不愿说话了，他就猜想妻子是因为什么事生他的气了。其实，妻子什么事都没有，就是生病了提不起精神，但不管怎么解释他都不信，非要说妻子总是小题大做，为了一些他都记不住的事就给他脸色看，结果弄得妻子更加烦躁。

面对一些社会事件，赵南也会做出非常主观、偏激的论断。比如，新闻报道一位知名企业家性侵女大学生，赵南觉得肯定是女大学生诬陷企业家，这么有名气、有实力的企业家想找个什么样的女人都可以，怎么可能用这种低级的手段呢？过了几天，新闻报道企业家被捕并判刑，他还是不相信企业家性侵的事实，反而说肯定是有人要整垮企业家，给企业家设了个局，企业家肯定是被冤枉的。

时间长了，妻子觉得赵南越来越敏感多疑，事业不见起色，人际关系也越来越差，整个人越来越焦躁，便劝赵南看看心理专家。于是，赵南来到了我的心理咨询室。

不难发现，赵南的思维意识非常片面，很多观点都带有强烈的主观臆断性，具有比较严重的猜疑心理。

在工作和生活中，赵南遇人遇事总会产生很多不现实的想法，虚构一些脱离实际的假象，而且只要在他的脑海里出现了这些假象，他就会当成板上钉钉的事实，脑补出一套完整的来龙去脉，最后痛恨、批判造成这些“事实”的人，等到证明事实与他想的根本就不是一回事，他依然认为自己就是对的，而别人都被“假象”欺骗了。

赵南说自己喜欢揣摩他人的心理，在工作和生活中经常会这么做，而且他认为自己的猜测十有八九都是对的。当然，他承认这个做法不好，但他管不住自己的念头。

其实，有时揣摩他人的心理是必要的，比如销售人员需要考虑消费者的心理需求，了解和尊重消费者的心理感受，但这和猜测别人怎么想是两个概念。前者唯物客观，以尊重别人的心理需求为前提；后者唯心主观，只是自己对别人心理的无端揣测和主观想象。两者在形式上有些相似，但本质上完全相反。

为什么有些人会热衷于窥测他人的心理、揣摩他人的想法呢？在解析这种心理的形成原因之前，我们先来了解两个心理学的概念。

1. 心理平衡机制受损

心理平衡机制是人在对客观事物反应过程中建立起来的一种持续的、连贯的、有规律性和一致性的反应机制。人对各种客观事物的判断都是以这种规律和形式建立起来的，只不过大家没有在意或无法直接感知罢了。

比如，孩子在第一次看到兔子前，对兔子是没有认知的，当看到兔子之后，觉得它不咬人很温顺，就会在心理上建立起一个反应——这个小动物不可怕，由此对它产生亲近感。随着接触兔子次数的增加，孩子对兔子就会逐渐形成持续的、连贯的、有规律性和一致性的客观判断，心理反应也就依附于这种客观判断建立起平衡体系。

心理平衡机制受损是指这一平衡系统出现了问题，常见的有两种情况。

第一种情况是已经建立起来的心理平衡机制受到严重破坏。例如，驯兽员驯养小老虎，在长期的驯养过程中，老虎从小和驯养员建立起一种“依赖”关系，这种关系在彼此的心理上建立起了一种平衡，驯兽员不会因为小老虎长成大老虎而害怕它，老虎也不会因为自己长大了就不再听从驯兽员的指令，他们的关系能够保持相对稳定就是基于他们建立起了稳定的心理平衡机制。但老虎毕竟是动物，它兽性大发的时候也会袭击、伤害驯兽员，这时对驯兽员来说就出现了心理平衡机制受损的问题，他长期建立起来的对这只老虎持续的、连贯的、有规律性和一致性的客观判断被瞬间打破，也就是我们常说的“一点心理准备都没有”，由此可以引发一系列心理问题，比如惧怕动物、无端惊恐等。其实，突发性、破坏性、灾难性的应激事件如火灾、地震、洪水、车祸、战争等，都会对人的特定心理平衡系统造成破坏。

第二种情况是在对某一事物形成客观评价体系并建立稳定、连续和持久的平衡机制过程中造成永久性损伤，这种损伤将导致人对某种客观事物形成畸形的评价体系，并最终建立起畸形的心理平衡机制。例如，在父母关系长期不和谐的家庭环境中成长起来的孩子容易对婚姻形成畸形判断，其心理平衡机制也会建立在畸形的评价体系上，形成永久性的心理损伤。如果父亲非常关心母亲，但整天怀疑母亲会背叛，那么成长于这种家庭氛围的孩子就很容易认为婚姻关系就是怀疑与不信任的模式。当他走入婚姻以后，就会很自然地运用畸形的婚姻家庭关系认知评价体系和心理平衡机制经营自己的婚姻，典型的表现就是对妻子的超强控制欲。而且他意识不到这样对待妻子是不公平的，因为这都是在他长期的生活实践中形成并固化了的对婚姻家庭关系特有的、持续的、连贯的心理反应机制，一旦形成，很难改变。如果再发生一些应激事件，比如妻子有蓝颜知己，那就会再一次冲击他本已扭曲的心理平衡系统，使他变本加厉地控制妻子的行动，以实现家庭的安宁和婚姻的稳定。

一旦一个人在某一个层面上的心理平衡机制受损，他在这个层面上就会展现出很多不符合常规常理的行为。猜疑心理就是因为一个人在与他人交往的过程中心理平衡机制受损才导致了敏感、多疑、臆断等行为。

就赵南的情况来看，赵南父母的婚姻也是矛盾重重，他们打闹了好多年，最后还是分道扬镳了，但在这一过程中他们真真假假的矛盾始终影响着赵南。赵南在小的时候没有辨别是非的能力，但他的心理不可能不受父母关系的影响，他只能靠揣测、臆断和想象去判断真伪。父母离婚以后，赵南依然没有得知父母离婚的真正原因，他不得不继续靠揣测、想象去揭开自己心中的谜团，而这几乎占据了他整个青少年时期的心理成长空间。可以说，赵南的主观臆断习惯正是父母糟糕的婚姻关系造成的，父母的婚姻悲剧加上没有适时地给他引导和解释，造成了他敏感猜忌的心理缺陷。

2. 心理反应速度过快

人对外界事物或刺激有各种各样的反应，比如疼痛反应、情绪反应、神经反应、意识反应等。所有这些反应都属于心理反应的内容，有些反应由神经元直接传输给大脑，不需要意识觉醒就由中枢神经系统直接做出快速反应，比如疼痛反应就是这种类型，不同人的疼痛反应几乎没有差别，而疼痛反应迟钝的人往往是神经系统或某些触觉器官有问题；有些反应在人与人之间的差别就很大，比如情绪反应，不仅反应速度有明显的不同，反应的形式和内容也大不相同。

为什么人和人之间会有心理反应差别呢？这既有生理遗传方面的原因，也有后天成长习得的原因。生理遗传因素主要影响人的心理反应速度，比如父母反应比较敏捷的，孩子一般也会反应敏捷；后天成长习得因素主要影响人的心理反应形式和内容，比如父母和孩子同时遇到应激事件，父母和孩子的心理反应内容就会不同，因为反应的形式和内容取决于人对类似应激事件的经验积累。

心理反应速度较慢的人一般说话做事都慢条斯理，不焦不躁，态度和蔼，情绪稳定，也就是俗称的“慢性子”，对外界的信息、刺激等不敏感，不会因为一点小刺激就做出剧烈的反应。心理反应速度过快的人说话做事火急火燎，情绪不稳，敏感好奇，猜忌心重，也就是常说的“急脾气”，而且做事没常性，喜欢夸夸其谈。

心理反应速度过快的人没有足够的时间去倾听、分析和理解信息源，当信息出现时，他们就已经快速地进行了反应，由于他们的反应没有充分的客观依据，只是靠他们固有的想象和揣测，表达出来的多半是带有片面性和主观色彩的内容，带有明显的猜疑心理特征。心理反应速度比较慢的人善于充分听取、分析和理解信息源，表现出来的就是客观的反应，做出的论断也会比较符合事实。

要想改变敏感多疑的心理缺陷，很重要的一个方法就是改变原有的思维习惯和反应模式，让较快的心理反应速度慢下来，让不客观的反应内容变得客观起来，具体方法分两步。

1. 放慢心理反应速度，学会听别人讲话

猜疑心理严重的人的最大问题是不听人完整地讲话，或一知半解地听人讲话。改变这种状况的第一步就是学会倾听，先关闭自己的“思路”，让别人把话说完，认真仔细地听每一句话，不要任由自己去主观想象、揣测。

倾听是接受信息的第一步，在倾听的过程中，一定要抑制住自己丰富的想象力和敏捷的反应速度，只要单纯听别人讲话即可，听懂了就回应，听不懂就问，绝不让自己的大脑自行运作。只有认认真真地做完第一步，才能对事物做出相对客观的分析和判断。

2. 和固有的思维习惯对立，树立反向思维

学会倾听虽然不难，但对于猜疑心理严重的人来说，不带主观意识地去倾听并不是一件简单的事情，必须要有足够的毅力去抵抗固有的主观意识的干扰，这些主观意识常常不受他们的控制，带有强烈的片面性、排他性和否定性，所以第二步就要和固有的思维习惯对立。

猜疑心理的固有思维习惯是考虑问题极端、偏执，看待人和事物消极，因此，要学会否定自己的主观想法，在内心层面设立一个“反对党”，跟自己固有的主观意识对立起来。当内心产生这样一种对立机制，就会失去主观想象的方向和动力，外部的表现就会明显趋向中立，能沉住气慢慢地听完再做判断。只有长期坚持这样的对立练习，才能逐渐矫正固有的思维习惯。

猜疑心理严重的人在遇到问题的时候，会按自己的惯性思维来解决，只看到对方的问题，不会认为自己也有做得不好的地方，习惯把责任完全推给对方，先入为主地把对方想象成非常坏的人，认为对方不讲道德、不守规则、品质恶劣，否则不会和自

己产生矛盾。这样一来，不但解决不了问题，反而会使矛盾升级，结果就是谁都不落好。

其实，出现应激事件时，自己的态度很重要。只要进行反向思考，先考虑自己的问题，别把对方想得那么坏，双方就容易相互谅解，问题就能很好地解决了。

猜疑心理严重的人只要坚持做以上两步，好好听别人说话，放慢心理反应速度，和自己的固有思维习惯对立，树立反向思维，把心理敏感变成“迟钝”，把别人的“埋怨”变成褒奖，反其道而想之，反其道而行之，用不了多久，敏感多疑的心理问题就会得到彻底解决。

赵南仅仅用了半年多的时间，变化就非常明显，他的妻子说他最明显的改变就是不再说“我知道你心里是怎么想的”了，脾气也没以前那么急、那么大了。对于自己的转变，赵南感慨万分，他后悔觉醒得太晚了，要是早一点接触心理学、早一点进行心理咨询，他的事业和生活会更好。

强迫心理

有一种人明明知道自己不该做某件事情，但就是控制不住自己，非做不可。

比如，有的人锁上房门后，走了没几步就会怀疑自己是否已经把门锁好，三番五次地返回检查；有的人总觉得自己的手摸到了不干净的东西，非要反复洗手，直到自认为洗干净为止；还有的人对人对事的要求极高，不达目的誓不罢休……其实，这些都是强迫心理惹的祸。

强迫心理稍微轻一点的人往往只是想想而已，未必反复做某件事；强迫心理严重一些的人则必须反复做某件事，才能让自己觉得舒服。

张建就是一个深受强迫心理影响的人。

张建是一家企业的副总，为人正直，工作努力，是出了名的

“拼命三郎”，可他却突然离婚了。这是大家都意想不到的事情，因为他们夫妻俩在同一个企业工作，关系一直很好。

张建出生在农村，为了走出黄土地，他发奋读书，终于考上了大学，改变了命运。张建的妻子是他的大学同学，一个很有个性的城市姑娘，长得非常漂亮，是班里的班花。从大学一开始，她的身边就围着很多男同学，张建根本不在她的视线范围内，一是因为张建过于老实木讷，二是因为张建来自农村，一个漂亮的城市姑娘怎么会看中一个农村穷小伙呢？

那时，张建对妻子连想靠近的念头都没有，因为两人的差距太大了，想了也是空想。可是大学毕业后，张建居然和妻子分到了同一家企业。不过，他并不心生欢喜，因为那时妻子已经名花有主。没想到上班没两年，妻子就和当时的男朋友分手了，但那时和妻子没什么来往的张建一直不知道。

后来，张建从车间调到了技术科，被当作技术骨干进行重点培养，而妻子仍在车间当技术员。当年，车间的人做梦都想往科室调，但那是相当难的事，要不就得上面有人，要不就得像张建这样是企业的重点培养对象。因此，妻子开始对他刮目相看。

由于技术科是企业所有技术人员及技术工作的综合管理协调

部门，张建成了妻子名副其实的领导。在很长一段时间内，妻子需要向张建请示汇报相关工作，加上原本就是大学同学，这一来二去的，两人就成了无话不说的好朋友。没多久，妻子早就失恋的秘密就“暴露”了，这对张建来说简直就是天赐良机。接下来，两人便顺理成章地热恋，在企业里上演了一出令人羡慕的大学同学恋。

张建和妻子的矛盾是从结婚以后开始的，最深的矛盾源于妻子把之前交往过男朋友甚至发生过关系的事情都一五一十地告诉了张建。妻子之所以把这些事情告诉张建，是要表明她心里已经彻底没有了别人，想毫无保留地嫁给张建，但她万万没想到，这些事情竟成了根植于张建内心的定时炸弹，在婚后的生活中一次又一次被引爆。

张建刚开始听到这些事情的时候，只是觉得心里很不是滋味，但他也明白妻子毕竟和别人谈了那么久的恋爱，要不是分了手，哪会有他和妻子的姻缘。虽然道理都明白，但张建的心里五味杂陈，更多的是说不出来的难受，总觉得妻子欠了他什么。

让张建和妻子都没有想到的是，这件事影响了他们的夫妻生活近20年，直到离婚，张建才把这件事对心理专家说出来。张建说他很爱妻子，但他们的夫妻生活一直不和谐，妻子对这方面的事情很冷淡，他认为是妻子的前男友横亘在他们夫妻中间，毁了他们的幸福生活。

张建说每当夫妻同床的时候，他都要和妻子闹一场，因为他会忍不住想起那个占了妻子便宜的男人。当然，他明白妻子和前男友发生的事情是在自己和妻子谈恋爱之前，但理智归理智、感觉归感觉，他没办法用理智压制自己的感觉，因此，每次与妻子同房，他的心中都会充斥着痛恨的感觉。

其实，张建对此也很懊恼，但他真的没有办法控制自己不去想妻子和前男友的事情。久而久之，妻子感觉到了他的愤恨和懊恼，也逐渐对夫妻生活产生了厌恶和反感。于是，两个人只过了一段短暂的和谐夫妻生活，之后就进入了长久的无性婚姻状态，这一过就是十几年。

不过，两个人除了在夫妻生活方面有问题之外，在其他方面的关系还是很不错的，毕竟张建对自己的要求很严格，很少在外面应酬。虽然把更多的时间留给了工作，但他还是一个非常顾家的人，而妻子也全力支持他的事业，将家里打理得井井有条。

张建对工作非常认真，他的手下都很害怕他，但他对手下还真是不错，企业奖励给他分管部门的奖金他一分不多拿，全都分给大家；他给自己分管部门的骨干职工的待遇是全公司最高的，比他自己的待遇还高，这一点令很多人佩服。

张建虽然做人光明磊落、爱才惜才，但并不擅长搞人际关系，有时还会得罪别人，但他满不在乎，他觉得自己不靠关系吃饭，而是靠实干和实效来证明自己。凭着这股韧劲，他确实做出了成绩，也因此一步步走上了领导岗位。

然而，随着职位的提高，张建专横跋扈的个性逐渐暴露出来，他在企业的对立面越来越多，负面情绪也越来越严重。后来，他开始回家喝酒解闷，冲着妻儿发泄，甚至发展到借着酒劲对妻子动粗。

一个好端端的家、一个曾经那么正派的男人，如今变成了这副模样，妻子是非常痛苦的。有几次妻子想到了死，但她舍不得孩子，只能用被子裹住头放声痛哭。张建酒醒后，看着痛哭的妻子，什么也不说，只是静静地跪下，乞求她的原谅。

面对张建一面施暴于她，一面又认错于她，妻子又能怎么办呢？只能打碎牙齿和血吞，继续维系这个伤痕累累的婚姻。日子就这么一天天过着，谁也不知道他们夫妻之间发生了这么大的矛盾，因为他们在外人面前从来都是一副相亲相爱的样子。

一晃十几年过去了，张建在一次民意测评中得到了最低的支持率，即将被调离领导岗位。就在这个时候，他们的家庭战争再一次爆发了，只是这一次妻子向他提出了离婚。张建心里很清楚这一天一定会到来的，虽然他很害怕这一天的到来。面对事业和家庭的失败，张建鼓起勇气走进了我的心理咨询室。

张建说，妻子在准备嫁给他时，把有过婚前性行为的事实告诉了他，这件事对他的打击颇大。

很多男人都有“处女情结”，希望妻子只属于自己，即便自己是妻子的第二任、第三任男友，也希望妻子与前男友没什么“瓜葛”。当然，如果一开始就知道对方是离异，男人就不会有这种“只属于自己”的奢望。张建和妻子都是头婚，他对妻子有着

“只属于自己”的心理期待是可以理解的。

妻子主动把过去的事情告诉张建，其实是对他表现出最大的信任和忠诚，是爱丈夫和对丈夫负责任的具体表现，是对婚后夫妻二人能互相包容理解、坦诚相待的深切期望。但她万万没想到，正是这样的毫无保留换来了自己一生的痛苦。是应该怪自己婚前性行为不慎重，还是怪自己非要主动说出陈年往事，或是本就不应该嫁给张建呢？总之，妻子对这段婚姻感到痛苦万分、后悔不已。

妻子的自责虽然有一定的道理，但还有一个问题不能忽视，那就是张建的强迫心理，这是一个非常严重的问题。张建的强迫性思维首先表现在夫妻生活上，每当和妻子同房，他就会想到妻子婚前曾与别的男人发生过关系，这个想法挥之不去，而且愈演愈烈。这就是带有明显强迫性的固定思维，导致张建一和妻子同房就会条件反射般产生愤恨之情。

久而久之，妻子就对夫妻生活彻底失去了兴趣，甚至是非常抵触，把夫妻生活看成受罪。然而，妻子越是这样，张建就越是憎恨妻子，越是会联想到妻子和前男友发生关系的事，但妻子对此无力争辩，只能以泪洗面，痛苦不堪。于是，结婚不到半年，特别是妻子怀孕后，两个人就彻底进入了无性婚姻。

反复锁门、重复洗手、做事追求完美等，都是很常见的强迫心理所导致的行为。其实，更为严重的强迫心理表现是强迫性思维。张建的行为就非常符合强迫性思维的特征。

1. 强迫心理是一种无法自拔的冲动心理

强迫心理患者即便知道不应该去做某些事情，但仍然很难控制住自己不去做那些事情。比如，张建与妻子同房时，总是忍不住去想妻子和前男友发生关系的事，虽然这件事令他痛不欲生、烦恼至极，但他没有办法不去想，而且一旦深入想象就无法自拔，而且会广泛联想、大加演化。

其实，在夫妻生活方面，女性需要男性的尊重、理解和爱护，没有这些条件做基础，即便是和自己深爱的丈夫同房，女性也不会有好的感受，而且会深受伤害、深感痛苦。张建不懂女性心理，以为妻子在夫妻生活方面排斥自己是因为她有过婚前性行为。其实，正是因为他作为丈夫没有充分尊重、理解和爱护妻子，从感情上先伤害了妻子，才会导致妻子抗拒他。

张建有时也会意识到自己的想法是不妥当的，后悔自己总是拿过去的事惩罚自己和妻子，但一旦和妻子同房，他又无法控制自己。久而久之，他的态度和行为就会出现反常，妻子便会形成恐惧和排斥，而这又加重他的强迫性思维和更大的憎恨……这一过程反反复复，张建和妻子都在这种痛苦的折磨中伤得越来越重。

2. 强迫心理会满足当事人的某些自尊心理

张建的强迫心理在工作中也会表现出来。他对人对事近乎苛刻，要求自己分管部门的工作业绩必须是一流的、团队工作状态必须是高度饱满的，不允许任何一个人在任何时间有懈怠的心态和消极的情绪。

其实，张建的很多要求是过高的，甚至是大部分员工都做不到的。于是，大家只能在他面前做做样子，在他离开后又是另一个样子。大家在表面上对他既尊重又恭维，实际上背后都在埋怨甚至诋毁他。

张建能够理解大家的这种状态，但他享受从这种高压强迫中得到的实现了自我价值的满足感。即使大家只是在表面上尊重和恭维他，他也觉得自己的威严得到了维护，毕竟即使对自己非常不满，他们也不得不服从自己的命令。这就是强迫心理给他带来的在自尊方面的补偿和慰藉。

可以说，张建的超高要求是习惯性的强迫心理在起作用，故意让员工即使不满也不得不服从他的命令，能够极大地满足他希望被人尊重的心理需求，这是他最愿意看到和接受的东西——威严。其实，这是一种典型的安全感、自信心缺失的表现，但其外在表达是带有强迫性的，强迫别人尊重他、服从他，这种强迫行为给他带来了巨大的愉悦感和满足感，慰藉了他那颗永远都缺乏安全感、一直强调存在感的心。

3. 强迫心理给他人也给自己带来压力

张建刚进厂时，曾经在车间当过小组长，带着十几个工人干活。他的小组年年都是全厂的标兵，是成绩最突出的一个班组，生产量第一、产品质量第一、生产效率第一……几乎所有的“第一”都是他们的。领导很器重他和他带领的班组，给了他们各种奖励和表彰。

然而，了解情况的人都知道，张建其实有点不近人情，他不是一般的工作狂，甚至可以用“工作疯子”来形容他。他可以十几个小时不吃不喝不休息地连轴转，工作起来简直不要命。他不仅自己这样做，还要求班组的全部工人也这样做，他们就像上紧了弦的发条，不知疲倦地玩儿命工作。

领导当然喜欢张建这样的“拼命三郎”，在大会、小会上都点名表扬他，对他的态度格外亲切。张建体会到了实现自身价值的满足感，感受到了被尊重、被羡慕、被仰视的快乐。然而，由于他的高压强迫要求给十几个班组成员带来了巨大的压力，好几个工人找车间领导申请调离他的班组，还有的人不适应他的疯狂工作状态不得不请病假在家休息。

张建的强迫心理在工作和家庭上都有超强的表现，给他身边的人带来了巨大的压力。其实，这些压力最终都会作用在他自己身上，所以现在他面对的是调离岗位和离婚的残局。

强迫心理是在消耗自己的同时影响他人，所以有人把强迫心理理解为一种自虐和虐他心理。强迫心理患者确实都有一些自虐倾向，只是程度不同而已，这是他们所承认的，但他们一般不会承认自己有虐待他人的倾向。

其实，这正是强迫心理患者的认知局限性。他们往往认为自己的本意都是为了别人“好”，根本想不到这种“好”会给他人带来负面影响或伤害。

张建也是这样，他非常享受疯狂工作带来的成就感，于是希望自己的班组成员也能通过疯狂工作获得成功，即使班组成员抱怨颇大，他也觉得是他们不懂他的良苦用心；在婚姻上，他的潜意识也是觉得自己是因为深爱妻子才会介意她的过去。

一般来讲，强迫心理都有相对固定的诱发因素，这个诱发因素一旦出现，强迫心理就会随即产生。比如，只要锁门动作一出现，相应的反复确认是否锁上门的强迫心理就会产生；工作中的强迫心理也是在工作场所才会出现，一旦离开工作场所，相应的强迫心理就会消失。此外，强迫心理与自信心不足有密切的关系。因此，针对这两点采取“敢破敢立”的方法，就会对缓解强迫心理有很大的帮助。

1. 提前预期强迫心理

提前预期强迫心理是指在强迫心理发生之前就预想到自己可能会产生的强迫想法和行为，降低诱发因素对强迫心理的诱发作用。任何强迫行为和诱发因素之间都有一定的时间差，强迫心理患者应该很好地利用这个时间差，提前预期和制止强迫心理。

比如，在锁门前就先想到自己会产生反复确认是否锁上门的强迫心理，然后在锁门时一直提醒自己现在正在锁门，这已经是一次明确的确认了，接下来就没有必要回来检查门是否锁上了。当在意识层面强化了“正在锁门”的行为以后，即便之后还会忍不住去想是否已经锁上门，也会因为已经被有意识地强化、提醒和制止，强迫性思维的强度就会大为降低，强迫行为发生的可能性也就会降低。

2. 树立自信心

强迫心理患者或多或少都有自卑感，在某些方面尤其缺乏自信，因此，他们采取强迫的方法让自己在某一方面保持优势，以此来保护自己的自尊和利益不受损害。那些常常刷存在感、努力证明自己有某种能力的人都是想要强迫别人认可自己的不自信的人。

反复锁门的强迫行为就是与不自信有关——对自己做过的事情持怀疑或否定态度，所以他们会三番五次地回去确认是否锁上门，确保自己不会真的忘了锁门。

张建对妻子的态度也是一种不自信，他总认为自己不如妻子的前男友，毕竟前男友与妻子是公认的门当户对的金童玉女，而他只是一个靠着自己打拼出来的“农村人”；他还觉得正是因为对前男友仍有留恋甚至会拿他们作对比，妻子才会主动和他提起前男友的事，拒绝与他过正常的夫妻生活。

树立和提高自信心是缓解强迫心理的前提和基础。几乎所有的强迫行为都有对应的自卑心理，关键是要找准对应的自卑心理，进行有针对性的矫正。自信心、自尊心受损的情况有很多，有时很难意识到真正的根源，这就需要强迫心理患者仔细梳理，发现自己真正在意的问题。比如，张建就需要弱化自己对“农村人”“城里人”的身份概念，树立起无论自己是什么身份、地位，妻子和员工都是因为他本身的性格和能力而尊重他的信心。

3. 控制好情绪

过于情绪化是强迫心理的主要特征，在实施强迫行为时往往伴随着失控的情绪，很难想象一种强迫行为是在态度和善、情绪稳定的状态下发生的。除了一些轻微的自我强迫以外，绝大多数强迫行为都伴有强烈的负面情绪，具有一定的破坏性，会给外界和他人造成严重的影响。

控制好自己的情绪对强迫心理、强迫行为来说就相当于釜底抽薪。针对强迫心理有一种相对简单、有效的情绪控制法，叫“反强迫情绪控制法”，即针对自己原有的强迫行为设定相对立的反强迫行为，对原有的强迫行为进行直接的抑制。

为什么叫“反强迫情绪控制法”呢？这是因为解决强迫行为首先要从情绪入手，即先解决习惯性的意识和情绪问题。直接采取对立的行为是很难的，毕竟原有的强迫行为是习惯性的，很容易实施，而故意采取的反强迫行为是与自己的习惯相悖的，很难直接实施。实施“反强迫情绪控制法”就是要“先礼后兵”，先给自己做思想工作，稳定自己的情绪；有了情绪上的准备，再做行为上的调整。

张建经过心理咨询后，已经意识到了自己的问题。现在，他一进入办公室，就告诉自己不要提不合实际的过分要求，注意听取员工的合理意见，做出有利于团队持续发展的科学工作规划。至于他和前妻的关系，他也正在努力地修复。总之，一切都向着好的方向前进。

交往恐惧心理

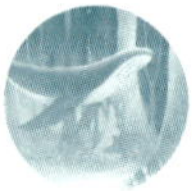

人际交往是人类社会活动的主要内容，人类的进步、社会的发展毫无疑问要依靠广泛的人际交往、沟通来实现。不过，现实生活中有不少人在人际交往、沟通方面存在着恐惧心理，轻者不敢交往，重者封闭自己，以致产生严重的心理障碍。

人类在相互交往中寻求安慰、价值和保护，但为什么还是有那么多人不喜欢与人交往、不善于与人沟通呢？其实，交往恐惧心理的成因是非常复杂的，因人而异，因事而异，但大多数情况下还是与遗传、个性、家庭背景和成长经历有关。

何玲就是一个不敢也不愿跟外人打交道的人。

何玲是一家医院的护士。按理说，这个工作整天都在和陌生的患者打交道，不应该有交往恐惧的问题。何玲在工作中和患者打交道确实没什么恐惧感，但离开工作岗位、走到生活层面，无论跟谁打交道都非常不自然、充满恐惧感。当然，这是何玲自己说的，大多数认识她的人并不知道她有交往恐惧心理，只是感觉她比较腼腆。

在科室的一次年底聚会上，何玲紧张得不知道该怎么办，而且感觉自己出了丑，中途从包间出来后就没敢再回去，在科室的微信群里说自己有事早走，为了不扫兴，就不回去和大家打招呼了。

这件事对大家没什么影响，倒是何玲自己怎么也过不去，总觉得自己很丢人。于是，她鼓起勇气找心理专家咨询，来到我的咨询室勇敢地敞开心扉，诉说自己长期以来的一个重大心病——交往恐惧。

回忆起那次聚会，何玲说自己是较晚到达聚会包间的，一进门她就开始紧张，总感觉大家都在关注她，眼睛都齐刷刷地朝她看，让她感觉脸上火辣辣的，要有个地缝她都想钻进去。于是，紧张得不知东西南北的她连招呼都没和大家打，赶紧找了个空座位坐下，结果连旁边坐了谁也搞不清楚。

我问何玲一桌子人都是天天见面、一起工作的同事，有什么可紧张的呢？她说自己也想不通为什么紧张，反正她当时的感受就是心慌气短，整个人紧张得不行。

何玲说她坐下后稍微好了一些，但酒过三巡，领导带头让每个人都说几句话，这下她又不行了。随着大家一个接着一个地站起来发言，她也越来越紧张。等轮到她发言时，她紧张得站不起来，脸红一阵紫一阵的。她扶着桌子起了身，自己也不知道嘟噜了些什么，就又坐下了。因为大家不知道她有交往恐惧心理，所以一再起哄让她多说几句，结果她竟涨红了脸一再拒绝，接着便站起身走出包间，随后就在微信群里说自己有事先走了。

何玲觉得这件事挺让人尴尬的，肯定让大家看笑话了，她还担心大家对自己有看法，这变成了她的一个心结。其实，大家真的没什么想法，也根本没往心里去，最多也就认为她那天有心事或者心情不好。

何玲说一直以来自己和同事打交道没觉得有什么心理障碍，只是人多了会感觉不适，总觉得大家的眼睛都在盯着自己，这让她感到很不舒服，而且心里紧张。因此，无论是每天早上的科室晨会，还是医院组织的各种会议，何玲都是习惯性地坐到最后面的角落里，而且格外害怕在开会时被点名，一听说要点名就会非常紧张。

何玲说自己在和患者打交道时毫不紧张，但和一般人打交道就一定会紧张。比如，在外遇到认识的人，无论男女她都不愿主动打招呼，甚至会装作没看见，如果对方跟她打招呼、多说几句话，她都会紧张兮兮地应付几句就赶紧离开，给人一种高冷的感觉。其实她很清楚，自己根本不高冷，就是心里害怕，不知道说什么好。

何玲说的两个现象非常值得注意，一是人多了会紧张，二是在工作之外的人际交往中会紧张。经过深入的交谈，何玲说了这样一段经历。

上初中时，何玲参加了一次家庭聚会，给家里的老人过生日。何玲第一次大胆地、毫不拘束地在饭桌上说祝福语，祝老人生日快乐，祝大家身体健康。何玲觉得自己说得挺好，结果表哥却当面数落了她几句，嫌她一个初中生说话没有分寸，不懂谦和礼貌。

其实，何玲的表哥是好意，也没拿何玲当外人，就是想让她学会得体表达。然而，何玲正是自尊心最强的年纪，当面说她做得不够好，就会让她感觉颜面扫地、下不来台。从那以后，何玲对表哥特别反感，见面从来不会主动和他说话，表哥都没意识到自己因为这件事得罪了何玲。

上大学后，何玲的舍友送给她一盒名牌化妆品。何玲从没用过名牌化妆品，下意识地就问："这是正品吗？"结果把舍友气得当时就拉下脸来，很不高兴地转身走了。其实，何玲并不是怀疑舍友送的是假货，只是她自己从没用过名牌化妆品，觉得名牌化妆品并不容易买到。然而，她没过脑子就直接说出来自己的真实想法，得罪了好心送她礼物的舍友。

再后来，何玲越来越害怕和别人打交道，生怕自己哪句话说得不好、哪件事做得不够就把别人给得罪了，就像小时候在家庭聚会上说祝福语一样，本来是好意，结果被表哥数落一通。不过，她觉得和患者打交道就很容易，她说什么就是什么，说多了说少了、说轻了说重了，患者都不会和她计较，更不会当面数落她。

何玲说她的个性有点像妈妈，心直口快，虽然心地善良，但嘴巴不饶人，经常说些别人不愿听的话，虽然是实话，但很容易得罪人。何玲说妈妈从来没有和谁交恶，但也确实没有几个朋友，连女儿都对她有成见，更别说其他人了。

经过交流，我发现何玲的个性确实像她的妈妈，说话不太有分寸，不知道什么话该说、什么话不该说。直到现在快 40 岁的年纪，她才终于知道当初表哥说她是对的，只不过她已经无法原谅表哥，这个伤害早已深深植入她的内心，无法抹除。

从何玲的诉说中不难看出，她的交往恐惧心理是有具体成因的。

第一个交往恐惧心理是恐惧人多。为什么人一多何玲就恐惧呢？这是因为当年表哥当着众人的面数落她给她造成了心理阴影。那时她的心理处在成长的幼稚期，非常脆弱，当然，这也与她的个体心理特性有关，并不是这个年龄的所有孩子都心理脆弱。她本来是想在众人面前好好表现一番，赢得大家的称赞，结果却受到了表哥的一顿数落，这对她来说无疑是一次击碎自尊的当众羞辱，是一次巨大的心理伤害。之后，她一旦身处众人之中，就会有一种条件反射，感觉大家的目光都在对准自己、审视自己、指责自己……所以，恐惧、紧张的感觉会席卷她全身。这就是她恐惧人多的深层心理机制。

第二个交往恐惧心理是恐惧除患者之外的人际交往。何玲之所以与患者打交道不胆怯，是因为患者从来不会当面指责、对抗她，甚至对她唯命是从，毕竟医护人员和患者之间的关系是指导和被指导的关系，这使得她在和患者打交道时心态很放松，没有任何压力，也就谈不上恐惧。然而，在与一般人交往的时候，她时常“出错”，不是这句话得罪了对方，就是那件事惹怒了对方，弄得她不知所措、诚惶诚恐，久而久之就变得惧怕和一般人交往。

也就是说，对于何玲来说，只要不是她的患者，只要不是有求于她的人，她都不知道应该怎样和人家相处。在她的交往模式里，只有她发出指令、别人遵照执行这种模式最令她放松，如果变成互相平等的交往模式，她便不知所措了。因此，她尽量回避和别人交往，就连简单的打招呼都懒得去做，时间一长，她与别人的关系变得越来越不自然，她就更加惧怕和抵抗与别人打交道了。

何玲的交往恐惧心理的成因除了上面提到的具体原因，还有以下几个根本原因。

1. 内向性格的影响

性格内向的人在人际交往关系上多少都会有些偏离正常，因为他们不善于与人沟通，不习惯表达自己的情感，甚至不愿意与人亲近，善于在内心中完成与他人的“沟通”——自己出演两个人的角色，在自己心中与他人“互动”，这种“沟通”模式就是大家常说的“事情都装在心里”。久而久之，他们就会对真实的人际交往产生恐惧甚至是排斥，因为人际互动会带给他们很多“冲击”，这是他们不愿意接受的。

性格内向的人往往会被别人误认为傲慢、高冷，觉得他们总是反应平淡、态度不冷不热，其实不然，这只是他们不善于与人交往、不会主动跟别人沟通造成的假象。

2. 家庭环境的影响

家庭的引导和培养对孩子人际交往能力的形成具有重要的影响。

一是言传身教的影响。作为孩子的第一任老师，父母怎么做，孩子就怎么学，父母的一言一行、一点一滴，孩子都在借鉴和模仿。几乎所有交往能力不强的孩子，其家长或多或少都有人际交往方面的问题。

二是家长对孩子可能出现人际交往问题的警觉不够、关注度不足，总认为孩子年龄尚小，或许大了就会变好，没有及时进行引导和调整。其实，人们对很多问题的错误判断是因为缺乏专业知识造成的。孩子的成长不是小事，家长一定不能疏忽大意、不懂装懂，而且要善于观察，及时发现孩子出现的各种问题，与孩子加强互动和交流，必要时要咨询相关专业机构和人员，千万不能凭自己的认知和经验草率行事。只有给予高度的关注和适度的干预，孩子长大后的人际交往才会步入正轨。

3. 缺乏交往锻炼

交往是一种能力，需要从小习得和历练，但很多家长没有这方面的意识。

人在不同时期有不同的交往愿望、能力和行为，各个时期的交往愿望、能力和行为能够反映出人的心理健康水平。

人在婴儿时期就有交往的动机，只不过很容易被成人忽视，误认为只是哭闹乱叫。其实，婴儿已经具有想被外界关注和关注外界的心理需求，只不过他们没有表达能力。

到了两三岁时，孩子关注的交往内容就会变得丰富，甚至会要求和成人一起完成某些活动，寻求实质性的沟通交流。进入幼儿园后，孩子的交往需求会提高一个层次，需要和其他孩子一起做游戏，进行多方位的互动。

到了小学阶段的孩子开始出现个性化的交往形式，尝试着交往自己喜欢的朋友，寻求和选择与自己有相似性或自己需要的交往伙伴，有的还会初步尝试建立符合自己要求的小团队。

到了青少年时期，人际交往关系开始进入非常重要的一个阶段，即“心理趋熟期”，既有模仿成人交往形式的需求，也有逐步建立自己交往内容的愿望。“形式”和“内容”能否实现同步成长，决定了一个人将来的交往关系是否健康。一般情况下，这个时期会有三种人际交往模式产生：

第一种是健康型。交往的形式和内容基本统一，即交往的形式既从成人的交往模式中借鉴习得，同时又建立起属于自己的健康、真实的交往内容，这是健康的交往关系和交往能力的体现。

第二种是问题型。只模仿了成人的交往形式，没有形成符合自身要求的交往内容。比如，有些问题少年由于成人疏于引导建立起不健康的交往关系，只是模仿了成年人的交往形式，但其交往内容都是混乱和不健康的东西，他们成年后的交往关系往往会被固化在那些不健康的交往内容上，最终形成习惯不能自拔，生活过得一塌糊涂。

第三种是不成熟型。交往的形式和内容都落后于成人的标准，几乎被固着在幼稚阶段，喜欢特别单纯、不需要任何修饰的交往，这是心理不成熟的表现。何玲就属于这种情况。

何玲小时候因为爸妈工作忙，是由姥姥、姥爷带大的。何玲的姥爷性格非常内向，他是和图纸打交道的工程师，工作时习惯于独立思考，休息时也只喜欢在家读书看报，不愿出去和外人交流。何玲的姥姥性格并不内向，但因为自己的丈夫不愿与外界来往，她也就整天在家里相夫教子。何玲的妈妈在这种家庭氛围中成长，性格也很内向，排斥与人交往。

何玲成长于这种不爱交往的家庭环境中，性格当然也很内向，从小就不爱和别的孩子玩，基本上不出家门。小时候，她跟着姥姥出去，总是藏在姥姥后面，见人就躲。后来上学了，她还是非常腼腆，不敢主动和同学们说话。这些习得模式都导致她成人后在与他人沟通、与环境相融方面依然不成熟。

有些家长根本不在意孩子从小到大的人际交往表达，只顾忙自己的事情，结果就造成孩子与外界互动的需求没有得到及时的回应，久而久之，孩子跟外界的交流就会中断，不再“向外要求”，而是转为“向内要求”，即慢慢形成内向的个性特征。

需要注意的是，从小就没有得到与外界正常互动回应的孩子，即便年龄不断增长，也不会轻易改变内向的个性特征和交往习惯，甚至会越来越严重，因为随着社会化程度的加深，他们更容易被群体边缘化，最终导致人际交往出现障碍。

很多人强调多交流、多沟通有利于解决交往恐惧心理，但关键问题是交往恐惧心理患者往往连基本的打招呼都不愿意做，更别提要多交流、多沟通。虽然问题的根源是不良的人际交往能力和习惯，但要想提高人际交往能力，培养和改善人际关系，就必

须针对长时间形成的回避意识和行为进行矫正。

第一步：转变观念

虽然交往恐惧与从小的成长环境、经历和能力锻炼有关，但对已经发生的问题抱怨悔恨是解决不了问题的，必须明白自己现在依然处在不愿交往的怪圈里的很大原因就是自我逃避——害怕挑战、担心失败。

人们在认识和体验世界的过程中难免会走弯路，甚至会犯错误，但这些失误或错误恰恰是帮助我们正确理解客观事物的前提和基础。可以说，心理问题正是我们在认识客观事物的过程中出现的一些偏差、走过的一段弯路。孩子可以回避这些自己无力解决的问题，但成年人必须要正视和面对这些问题，否则就意味着放弃成长。

其实，心理问题往往与长时间的“经验积累”有关，当我们直面这些不健康的“经验积累”时，心理问题就已经开始瓦解了。因此，转变固有的惰性观念是解决交往恐惧心理等几乎所有心理问题非常重要的第一步。

对于交往恐惧心理患者来说，转变观念首先要在内心做一个假设：假如自己是一个孩子，那么在面对未曾遇到的事情（困难）

时，会是一种什么样的态度？闭上眼睛好好体会，就能知道首先是好奇的态度，接着就是想要搞懂它，至少不会置之不理。通过这种假设场景告诉自己：不能见问题就逃避，连像孩子那样想要搞懂的冲动都没有，这不是一个成年人应该有的态度。

其次要学习面对自己的交往恐惧，经常告诉自己：人际交往并不可怕，别人能面对，我为什么就不能？不会我可以学，难道自己连说话的勇气都没有吗？通过长时间的自我暗示与鼓励，建立起基本的交往自信后，就会发现交往没有想象中那么复杂。

最后要敢于面对否定和承认、失败和成功等各种结果，让自己在各种错综复杂的人际关系面前找到自信、平和、乐观的新感觉。否定和承认、失败和成功都是再正常不过的事情，凡事都有多种可能性，如果只想面对一个结果，那就只能回到由父母替自己做出选择的儿童时代。难道现在还需要父母替自己做主吗？难道自己要做依赖父母的“心灵啃老族”吗？真若如此，只能说明自己的智商、情商仍停留在儿童时代，那确实是一件可悲的事情。

第二步：找准方法

由于交往恐惧心理并不是在一夕之间形成的，必须要在长期的学习、工作和生活中克服，有意识地多接触周围的人和事，积极主动地参加集体活动，逐步培养出健康的交往能力和良好的人际关系。只有逐渐找准人际交往的方法，感受到交往的乐趣和生活的希望，才能一步步走出交往恐惧的阴霾。

一是要建立人际交往是以相互尊重、相互理解和相互包容为前提的认知模式。这是交往的原则，任何人都会有性格、情绪和态度方面的表达习惯，不能要求所有人都具有和自己完全一致的表达方式。

二是要意识到人们常用发泄负性情绪的方法来排解心中的郁闷，以达到自身的心理平衡。这种发泄是短暂的，有时也会是冲动的，但不能因为一次冲动的发泄就否定他人的全部。在实际生活中，很多家庭关系就是因为不理解这些负性情绪的性质，才产生了巨大的矛盾和冲突。

第三步：突破自我

一个人从恐惧交往到愿意交往要经历一个比较漫长的过程，一般情况下要从找到交往恐惧的初始原因开始，逐步进行具有针对性的适应性训练，从初级（简单）的交往向高级（复杂）的交往过渡，最终实现交往关系的正常化。

找到初始原因是非常重要的，相当于在哪里跌倒就从哪里爬起来，即在心理困惑的节点上实现突破。不过，对于大多数交往恐惧心理患者来说，造成交往恐惧的原因是很难说清楚的。即使如此，也可以分步实现自我突破，也就是发现自己怕什么就先慢慢地接近什么。

比如，害怕与外人交往，那就先观察别人的交往方式，然后逐步靠近，慢慢感受、慢慢适应、慢慢提升，从不说话、不参与到少说话、少参与，逐渐发展到尽量多说话、多参与，甚至是主动说话、组织，直到在交往中感到自信为止，这就是一个完整的突破自我的过程。

何玲的表哥当着众人的面数落她，这就是导致何玲恐惧交往的初始原因，何玲的自我突破便从主动面对给她造成心理伤害的表哥做起。她把包括表哥在内的所有亲戚叫到一起，还原了当年那场聚会。在聚会上，何玲大大方方、目不斜视地和每个人打招呼，主动说起当年聚会的事情，而且越说越激动、越说越兴奋，最后把藏在心里多年的话都痛痛快快地说了出来，整个过程没有一点儿紧张和恐惧。

何玲自己也大为震惊，毕竟在之前每年一次的家人聚会上，她从来不发言，也不敢直视别人。这一次，她终于体会到了人际交往的自信——在她这番真情吐露后，表哥表示非常抱歉，解释自己并无恶意，并当众夸她坦率，其他家人也纷纷鼓励她。当然，这次“突破”是在我们心理专家的场外电话督导下进行的，毕竟何玲自己的心理力量还不够强大。

值得欣喜的是，这次聚会过后，何玲的交往恐惧心理大为缓解，突破了长期以来一直禁锢着她的那条心理枷锁。其实，一旦实现自我突破，再棘手的心理问题都能逐步解决，人的状态也会有明显的改善。

要知道，人际交往并不难，更不复杂，关键在于意识的转变和方法的选择，同时要敢于尝试。只要持之以恒地坚持交往，交往恐惧心理就一定会有明显的改善。

抗挫力差

抗挫折能力的强弱是检验一个人心理健康程度的重要指标。一般来讲，抗挫折能力强，心理健康程度就相对较高；抗挫折能力弱，心理健康程度就相对较低。

如今，人们的生活条件普遍有了很大提高，心理抗压能力及社会适应能力却没有成正比提高。有时越是生活条件好的家庭，孩子的抗挫力反倒越差；越是待遇良好的单位或地区，人们在面对各种问题时的心态反倒不如条件相对较差的单位或地区……

当然，造成这些问题的原因有很多，但不得不说，抗挫折能力确实和物质条件的丰富程度关系不大，而是与人的心理状态密切相关。可以说，人的心理越健康，其抗挫折能力就越强。

美国第三代心理治疗的领军人物史蒂文·黑兹创立了一种新的心理疗法——接受与实现疗法（ACT 疗法），他在《摆脱思维，实践生命》一书的开篇中写道：“人总是会遭受痛苦的，所以尽量不要跟负面情绪作斗争，而要将其作为生活的一部分来接受。”

这本书的理念就是幸福并不是人生的常态，人们要善于勇敢地接受痛苦，甚至拥抱痛苦。

方婷很聪明，从小到大的学习成绩一直很好，从名牌大学毕业后就职于一家知名商业银行。到银行之后，她先是做了半年的柜员。一开始，她还比较喜欢这个岗位，感觉银行的工作很体面。真正当上柜员之后，她才发现这个工作很枯燥、很辛苦、很压抑——每天上班都必须提供“微笑服务”，不能对顾客有所怠慢，更不能随便离开工作岗位……和其他干了好多年的柜员一对比，她更觉得自己委屈，毕竟像她这样的名牌大学生很少在窗口工作。她觉得自己干这个工作简直就是大材小用，于是跟领导反映情况，想换个工作岗位。

其实，领导对方婷早有安排，毕竟她是名牌大学毕业生，行里想把她作为重点对象来培养，所以想让她全面了解基层业务，之后再看情况一步步往重要岗位上安排，但没想到她那么快就提出转岗的要求。

领导问方婷想去哪个部门工作，对自己有什么职业规划。结果，她根本没有具体的想法，只是不喜欢柜员这个职位。领导认为她对银行业务不熟悉，工作经验也基本为零，还是应该从基层做起，为将来从事管理工作打好基础，于是把她安排到了金库工作。

这次虽然不在窗口与外人打交道，省去了“微笑服务”“规范化服务”，可是工作强度并不低，工作环境也很艰苦，整天戴着口罩和旧钞票打交道——点钞、捆钞，一天下来浑身上下都是旧钞票发霉的味道。没干多久，方婷就不想在金库干了，她觉得领导故意跟她过不去，本来想换个好岗位，结果越换越差。后来，方婷因为总发牢骚和库房主任、同事们产生了矛盾，几乎把自己孤立起来了。

领导了解情况之后，理解一个优秀大学生的心理不适应，也确实觉得方婷有培养前途，就又把她调去做客户经理，主要负责跑市场。结果不到一年，问题又来了。原来，这个工作需要经常和客户打交道，甚至不时就得请客吃饭，一开始她也能跟着应酬，后来就觉得没有意思、浪费时间，出去工作时总是拉着脸不说话，最后就演变成同事甚至客户都得照顾她的情绪了。

连续换了三个岗位方婷都不适应，而且大家反映到领导那里的意见都是“方婷的适应能力较差”，这对方婷的影响是巨大的，领导开始对她的能力产生了怀疑，甚至觉得她是个“烫手山芋”，放到哪里都不省心。

人力资源部主任找方婷谈话，一方面开诚布公地跟她交流自她入职后的工作表现和大家对她的评价，另一方面鼓励她调整好状态以发挥出优势和潜力，强调单位还是很器重她，希望她能尽快适应工作并高效成长。

最后，领导把方婷调到一个支行去做内勤，还是希望她能踏踏实实地从基层岗位做起。结果，她去了不到半年就提出辞职，理由是不适应银行工作，决定重新考虑自己的职业规划。

后来，方婷到一家电视台旗下的文化传媒公司工作，公司和银行的差别很大，但她喜欢这里的工作内容，一方面可以经常和电视台主持人打交道，共同策划活动、制作节目，另一方面她觉得这样的工作讲求创意，能够发挥她作为名牌大学生的优势。

其实，方婷出去联系业务都是打着电视台的旗号，基本没有遇到什么困难，干得很投入也挺舒心，而且工资和效益挂钩，收入还是不错的。然而，她觉得公司毕竟不是国有企业，对员工的管理相比银行来讲比较松散、不太正规，而且解决不了她很重视的事业编制问题，还不如自己出来开公司。

方婷出来开公司后，原本以为自己干了两年的广告业务，对各种人脉关系和运作程序非常熟悉，公司业务很快就能走上正轨。谁知脱离了电视台的体系，她的业务量明显减少，基本联系不到业务，公司硬撑半年之后便草草收场了。

后来，方婷“屈尊”替人家站柜台卖服装，说是想学学这方面的经验，以后自己开店单干。再后来，她还到同学丈夫开的印刷厂做过管理和营销工作，但没干多久就失去了兴趣。最后，方婷到一家投资公司做市场管理工作，结果遇到人际关系问题后又决定辞职。

方婷的丈夫觉得她可能在社会适应能力方面有缺陷，如果不解决这个问题，换再多的工作也没有意义，于是劝她找心理专家进行咨询。在丈夫的鼓励下，方婷走进了我的心理咨询室。

方婷出生于一个非常传统的家庭，爸爸是公务员，妈妈是老师。小时候，爸妈对她的要求就是好好学习、别走弯路，一再和她强调只要学习好，其他都是次要的。

其实，持有这种观念的父母并不在少数，他们认为没有好的分数就考不上大学，考不上大学就不可能有好的工作，没有好的工作一生就很难有保障。

方婷的爸妈经常拿院里的两个女孩做例子来教育她。这两个女孩在小时候并没有什么太大的差别，但高中毕业后，A 考上了名牌大学，后来还考上了研究生并留校任教，找了个男朋友也是大学老师；而 B 只读了专科，毕业后一直没有稳定的工作，找了个男朋友也是自由职业者。A 一直都很阳光，见到 B 总想多聊几句，但 B 不愿多聊，总是躲躲闪闪的。

方婷的爸妈告诫方婷：这两个从小一起长大的女孩如今的巨大差异正是由学习成绩差距造成的，而这都是她们自己的选择。现在就连两个女孩的家长碰了面都觉得很不自在，一个幸福感爆棚，一个自卑感极强。现实就是这么残酷——考不上名牌大学就找不到好工作，更别提有好的生活。

其实，方婷爸妈的高要求不仅像他们自己说的那样只体现在学习方面，而且连做人做事也给她树立了很多标准，不时提醒她应该这样做、那样做。比如，家里来客人了，方婷比较内向，不愿和客人主动打招呼，等客人走了以后，爸妈就开始教育她应该怎样做一个有修养的人，最后再来一句“否则你以后怎么立足社会”！虽然爸妈讲得很有道理，但对方婷来说，那些都是废话，她根本听不进去。

可以说，方婷爸妈对她的教育引导就是只许成功不能失败，失败就意味着没有前途、没有幸福。只要方婷哪句话说得不恰当或哪件事做得不够好，她的爸妈就会上升到将来做人做事失败的高度。在方婷爸妈的眼里，成功者无论是说话还是做事都有固定的模式，于是他们不停地灌输给方婷“成功模式”，让她只管照着去做。

其实，方婷从心底里烦透了爸妈的这些说教，别说是照着“成功模式”去做，她一听他们唠叨头皮就发炸，对立情绪马上就产生了。不过，方婷比较聪明，学习成绩一直很好，她的爸妈便认为这正是他们坚持进行“激励教育”的结果，并引以为豪，沾沾自喜。其实他们不知道，方婷已经属于抗挫力差的那类人了。

一般来说，抗挫力差的原因有以下两个。

1. 适应能力低下

适应能力是指人对某些事物或生活环境的适应程度。适应程度高就被称为适应能力强，反之则是适应能力差。一般情况下，人对美好的事物、舒适的生活、和谐的环境有着比较好的适应性，所以评价一个人的适应能力就侧重于看其对不喜欢的事物以及不习惯、不舒适甚至是艰苦的环境的适应程度如何。

适应能力主要通过两个途径获得。

第一个途径是直接的经验积累，这取决于人的经历。比如，从小生活在艰苦条件下的人对困境的适应能力要远远高于生活在优越环境中的人，这是经验和阅历积累的结果，是人通过对困境的直接体验获得的。虽然人们并不愿意主动体验痛苦，但它确实对提高抗压能力和适应能力有所帮助。

第二个途径是间接的锻炼所得。现在的生存环境好了、生活质量提高了，人们不必通过适应困境的方式来增强抗压能力和适应能力，但需要注意的是，抗压能力和适应能力必须从幼儿时期开始培养和锻炼。其实，这个时期有很多锻炼机会，只不过被大多数家长忽略了。

比如，孩子不小心摔了一跤，这就是一次非常好的锻炼抗挫力的机会，而大多数家长却放弃了这种在自然状态中产生的锻炼机会，第一反应就是赶紧扶孩子起来，担心孩子摔坏了。这是一种非常不好的做法。其实，一般情况下，孩子摔一跤不会有大碍，因为孩子在摔倒时有抬头、护头的身体本能，而且孩子的身体比较柔软。正确的做法是鼓励孩子自己站起来，如果第一次就采取这种鼓励的方式，孩子就会养成摔倒了靠自己爬起来的习惯和能力。

遗憾的是，大多数家长都从“保护孩子”的角度出发，迅速帮助孩子解决所有问题，这恰恰剥夺了孩子养成独立解决问题的能力。对于孩子来说，第一次摔倒被家长扶起来了，第二次摔倒也被家长扶起来了，那么以后再摔倒就全是家长的事情了——孩子会趴在地上一动不动，等着家长来扶。

孩子这么做，一是因为没有独立解决这个问题的经验，也就不可能有独立解决这个问题的能力（没被培养过）；二是因为经验告诉他摔倒时只要哭就会得到家长的帮助，所以哭就成为他

“解决”这个问题的办法。也就是说，孩子从小独立解决问题的能力完全被家长剥夺了。

---

2. 尝试心理低下

在方婷爸妈的眼里，孩子的未来只有两个选项，一个是成功，另一个是失败，而孩子只能选择成功。怎样做才能让孩子成功呢？那就是爸妈用单一的教育引导方式告诉孩子事情只能这样做，而且会有什么好的结果；不能那样做，否则会有什么不好的结果，从而让孩子的目标只有一个，别无选择。然而，这样一来，便断送了孩子丰富的想象能力和自由发挥的活泼天性。可以说，方婷人生的选择和决定全是由她爸妈做出的，她只能被动地接受和服从。

世界上任何事物都是多元化的，没有哪一种事物像方婷爸妈所假设的那样只有一种模式、只有成功和失败两个选项。其实，在成功和失败之间还有很多种可能。从辩证唯物主义的角度来看，成功和失败是一种辩证关系，成功当中必定包含着失败，失败当中无时不孕育着成功，它们相互依存、相互转变、相互作用，绝不是非此即彼的对立关系。

只要求孩子成功，不允许孩子失败，这本身就违背了客观规律。然而，很多像方婷爸妈这样的家长总是在孩子面前灌输成功的必要性、告诉孩子如何做才能成功，时间久了，孩子就会形成渴望成功、惧怕失败的心态，而这种心态就是孩子抗挫力差的诱发因素之一。

单一的教育引导方式和非此即彼的两极化判断会让孩子的尝试心理严重退化，让孩子失去尝试未知事物和接受未知结果的胆识，只能按照家长所指的方向努力。对这样的孩子来说，尝试其他任何方向都有可能出现问题、不被家长接受，而自己又无力承担结果，久而久之，他们就会在面对困难和挑战的时候形成逃避心理，不敢付出“代价”，因为这是他们保护自我的唯一手段。

其实，理性分析来源于感性认识，而人对没有尝试过的事物是没有感性认识的。

就拿爸爸教孩子学滑冰来说，孩子在没有对滑冰动作有感性认识时，根本无法透彻地理解爸爸所讲的动作要领是怎么一回事，如果爸爸只是靠分解动作来手把手地讲解要领，一旦发现孩子某个动作不对就立刻拽住孩子重复讲解要领，三番五次地阻止孩子自己实践（尝试出错），那么孩子就会无所适从，不敢做下一个动作。

正确的做法是爸爸先讲清楚动作要领，然后让孩子在自己往前滑的实践中体会动作要领。这是一个从理论到实践的过程，孩子只有带着自己的实践经验去理解动作要领，才会对爸爸讲授的理论有具体的概念和形象。

需要注意的是，从理论到实践的过程中，出现问题是正常的，甚至是有益的。家长在教育引导孩子成长的过程中不能过于偏激，正确引导是必需的，但关键要让孩子尝试，而失败就是很重要的尝试。

大多数中国家长都不可能让自己的孩子到艰苦恶劣的生活环境中去体验压力和挫折，但很多发达国家一直在运用“磨难教育”来教育引导孩子，即人为地创造困难环境让生活在优越条件下的孩子们去经历和体会人生的艰辛，这是一种提高抗压能力和适应能力的好方法。如今，很多有条件的学校引用了这种理念和方法来提高孩子的抗压能力和适应能力，帮助孩子在智商学习的同时提高情商。

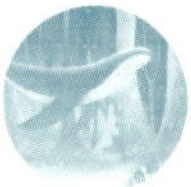

虽然提高抗压能力和适应能力需要从幼儿时期做起，但在成长的动态过程中也并不是不能干预。只不过孩童时期需要靠家长引导，成年之后就得靠当事人自己转变了。

1. 彻底转变“成功观”

要想彻底转变“只许成功不能失败”的“成功观”，就必须树立“想成功就一定会有失败，没有失败就很难取得成功”的思想观念。

其实，对于“成功”这一概念，人们的认知差别是很大的。成功的标准是什么？学习好就是成功吗？企业盈利了就是成功吗？做了一件令自己满意的事就是成功吗？有权有势、有钱有地位就是成功吗？

很多人说一些不再红的明星大咖、落下马的高官富贾都算曾经成功过，只不过都是以失败而告终。这种说法恰好说明了一个问题，那就是“成功”不是一个简单的社会图腾，也不是一个具有恒定标准的包含物质或精神意义的概念象征，它是在身心健康状态下的自我实现和社会认同两种属性的高度统一。因此，成名未必是真正意义上的成功。成功不是一个简单的概念，它的内涵是相当复杂的。

一个“成功人士”为了事业拼命工作，最后在岗位上英年早逝。那么，这个人并不是真正意义上的成功者。因为他没有照顾好自己的身体，对自己和家人来说，他是失败的，没有尽到应有的责任，留下的只是无尽的痛苦。如果他能在身心健康的状态下以更加饱满的激情努力工作，为家庭、社会作出更大的贡献，那才能称得上成功。工作和健康并不是冲突关系，这种“失败”在某种程度上是可以避免的，但他付出了难以挽回的沉重代价。

同样是失去生命，见义勇为、舍身救人，用自己的生命换取他人的幸福或社会的安宁的人，是当之无愧的成功者。他们的做法不是对自己生命的不负责任，而是对生命的极大尊重，是对生命价值的完美体现，是崇高人格的真实体现，符合在身心健康状态下自我实现和社会认同的高度统一。

比尔·盖茨大学肄业，在学业上算成功吗？他多次成为世界首富，在事业上算成功吗？这些都要看他的自我实现和社会认同是否达到了高度统一。可以说，他确实把身心健康和社会责任有效地结合在了一起，这正是他成功的显著标志。希特勒成为德国元首，在事业上算成功吗？但就他内心的贪婪与野蛮以及他做出的反人类的恶劣行径来说，他是失败至极的。

每个人对成功与失败有着不同的看法，家长千万不能以自己的认知去捆绑孩子，把自己的“成功观”强加给孩子。孩子应该有自己的想象力，尝试不同的道路，接受不同的信息，发挥不同的特长，走出不同的路径，总结不同的经验，感悟不同的人生。这才是科学的做法，符合人类的发展规律。

很多发达国家的家长在青少年儿童教育方面始终坚持让孩子发出自己的声音，跳出传统的思维，亮出自己的观点，走自己喜欢的道路，结果这些孩子长大后在创新和发明方面大有作为，这就是因为家长没有用所谓的“成熟经验”去教育引导孩子。与他们相比，我们在孩子的想象能力、拓展能力、创新能力和社会适应能力的开发上还有不小的差距，原因就在于很多父母“家长作风”严重，缺乏科学的教育观念。

---

2. 树立对困境的正确认识

抗压能力和适应能力取决于个体对困境的认识。

第一种人认为困境虽然存在，但它离自己很远，正如百万大奖不会青睐自己一样，困境也不应该降临到自己身上，否则就是不公平的。

第二种人认为困境既会降临在他人身上，也会降临在自己身上，机会均等，来去正常，幸福可以眷顾自己，困境也会不期而至。

很明显，第二种人在身处顺境时不会沾沾自喜，在深陷逆境时也不会颓废气馁。在他们的认知系统里，“顺”和“逆”、“成”和“败”都是必经的偶然，而这正是抗压能力强、适应能力好的最佳体现。

其实，困境是人生的必然状态。否定困境就等于拒绝成长、不接受现实，是心理不成熟的体现。人不能只享受成功、感受快乐，失败和痛苦同样是生活中不可回避的一部分。就像我们一日三餐中的粗茶淡饭，一顿不吃它可以，一天不吃它也没问题，但长期不吃它是不行的，因为要想保持身体健康就不能不食粗茶淡饭。同样，要想心理健康发展就不能长期不经“挫折风雨”。

抗压能力和适应能力的提高正是从接纳痛苦开始的，只有学会接纳痛苦，才能真正懂得生活。人人都想追求幸福的生活、尽量远离痛苦，但痛苦和幸福是孪生兄弟，没有痛苦也就没有幸福，二者只是在不同的时间出现。

“人有悲欢离合，月有阴晴圆缺，此事古难全。”在享受幸福时，千万别忽视了潜伏着的痛苦。记住，惧怕它，毫无用处；憎恨它，更无利处；不理它，没有好处；接纳它，大有益处。

情绪情感统一性失调

人类的很多疾病如癌症、高血压、冠心病、糖尿病等的形成都与情绪有关，而各种不良的情感关系会导致人际关系矛盾甚至人身伤害，给婚姻、家庭乃至社会都带来严重的影响。从某种程度上来说，情绪情感问题给人类社会造成的危害不亚于其他灾难。

刘燕从不愿意对外人提起自己的婚姻，虽然结婚才 3 年多，但她已经感受到了“七年之痒”的痛楚。她觉得自己的婚姻关系“痒”得太迅速了，甜蜜幸福的生活还没过上几天呢，好日子就到了头，婚姻的保质期也太短了。

刘燕怎么也想不明白，结婚之前丈夫对她是火一般的热情，视她如珍宝，捧在手里怕掉了，含在嘴里怕化了，为什么结婚才 3 年多，爱情就消失得无影无踪了呢？现在两个人除了斗嘴打仗，几乎没什么话可说。

刘燕说结婚以前自己并不出众，也不太注意打扮，家庭条件很一般，但那时丈夫对她不仅捧着、护着，还欣赏着、赞美着，她心里可高兴了，每天都觉得很幸福。现在，她有条件、时间和精力把自己拾掇得精致有品位，几乎一天换一套衣服，各种护肤品、化妆品应有尽有，谁见了都说她越来越漂亮，唯独丈夫整天都不正眼瞧她一下，更别说夸奖她了。

刘燕和丈夫是大学同学，丈夫不仅学习成绩优异，是个很有上进心的人，而且很注重自己的仪表，每天都把宿舍收拾得整齐干净，就连自行车都擦得一尘不染。刘燕想这个人连使用东西都这么仔细，照顾人一定很细心。

恋爱之后，刘燕还真体会到了丈夫的细致周道。那时，丈夫虽然也不太爱说话，但对她非常照顾，每次送她回宿舍，都要目送到看不见为止；每次闹了矛盾或碰上节日、生日，丈夫便会买鲜花、礼物送到她的宿舍。那时，舍友们都很羡慕刘燕找了个对她这么好还很有品位和情调的人。

毕业两年后，刘燕和丈夫走进了婚姻的殿堂，在同学们眼里，他们是令人羡慕的一对。然而婚后不久，刘燕就感觉不太对劲了，最明显的是丈夫对自己没有原来那么热情了，关心程度也大不如从前。

刘燕的丈夫在一家建筑设计院工作，工作确实很累，时常加班。刘燕在一家市政公司工作，和丈夫的工作性质差不多，也很辛苦。虽然如今的年轻人流行吃饭叫外卖、打扫卫生请家政，但刘燕两口子都来自农村，也比较传统，除了中午在单位食堂吃，早饭、晚饭还是在家里做了吃。

然而从结婚后，丈夫养成的习惯就是回家吃饭、到点上班，家务活基本不干，最多就是洗洗碗、刷刷锅，其余时候就继续忙工作。刘燕承认丈夫的收入比她高得多，对家庭的经济贡献很大，让他们能够靠自己就买上了房子，虽然背负贷款，但生活已步入小康。不过，她认为丈夫多少应该在家务上搭把手，她能够理解他忙工作，可上班忙也就罢了，下班回到家里还忙，一天到晚就指望她一个人做家务，一天两天没问题，时间久了她就受不了了，毕竟她不是家庭妇女，也有自己的工作。

结婚后的两次春节，刘燕都是和丈夫回公婆家。丈夫和他的家人在一起时，大男子主义比在自己小家里还严重，总是不停地要求刘燕干这个干那个，从一进门就不能闲着，他自己却什么也不干，就是陪他爸妈看电视、聊天。

刘燕觉得丈夫长时间没回家多陪父母是应该的，自己作为儿媳妇多干点家务也是替丈夫尽孝。然而，就这样忙里忙外，又是扫地又是做饭，丈夫还是不领她的情。刘燕忙完了想坐下休息，丈夫就说：“你去把爸妈的床罩洗洗吧，我看他们放在洗衣机上了。”刘燕的火一下子就上来了，但当着公婆的面不好发作，就回了他一句：“你就不能放进去洗啊？我干了一天活儿了！”

就因为这些家务事，刘燕和丈夫的小矛盾不断。刘燕觉得很委屈，她并不觉得自己全包家务是大问题，毕竟丈夫也是为了这个小家忙于工作；自己在婆家多干家务也没关系，毕竟要孝敬长辈，关键是丈夫的态度——整天摆着大男人的臭架子，把她当成保姆，这样的生活有意思吗？

丈夫曾和刘燕解释自己并没有把她当保姆使唤，主要是因为他没有干家务的自觉意识——他从小就不干家务，他有两个姐姐，一家人都很宠着他，而且他总想让父母觉得自己的儿子是顶天立地的一家之主，而不是怕老婆的受气包。

其实，只要两个人心往一处想、劲往一处使，刘燕觉得在生活上再苦再累也值得，但问题是日子过着过着，她感觉两个人的感情好像出了问题，共同话题越来越少，连夫妻间应有的甜蜜温存都不见了，现在都快变成陌生人了。

丈夫的性格一直比较内向，不喜欢交际，每天无论多晚都要回家吃饭，从来不在外面应酬，但回到家里跟刘燕的交流也越来越少。虽然上大学谈恋爱时他的话也不多，但感觉还挺浪漫的。没想到结了婚之后，什么浪漫都没有了，连看场电影都成了奢望，整天就是窝在家里吃饭、看电脑、玩手机、睡觉，跟老年人的生活差不多。

令刘燕尤为不满的是丈夫到刘燕娘家过春节的表现。刘燕娘家也是农村家庭，但他们什么活儿都不让孩子们干，觉得孩子们一年才回来一趟挺不容易的。刘燕心疼家人便帮着爸妈干活，让丈夫去陪爷爷、奶奶聊天，既能让老人高兴，也显得丈夫懂事，结果丈夫没和爷爷、奶奶说几句就跑到另一间屋玩手机去了。

后来，刘燕发现丈夫有个特点，那就是虽然对她和她的家人不温不火，但对外人倒是挺热情的，经常和一些不太熟悉的人搭话，看着挺开朗大方的。刘燕对此很反感，觉得他很虚伪，明明非常内向，也不愿意和别人交流，却偏要装得很外向、很愿意和人交往。

一次，刘燕约了五六个朋友来家里聚会。她想丈夫平时对外人还是挺热情的，就让他陪朋友聊天，她去厨房做饭。结果，丈夫和朋友说了没两分钟就去书房鼓捣电脑去了。刘燕问他为什么不陪客人，他说跟她的朋友没什么话说，让他们自己玩就行了。

刘燕质问丈夫为什么结婚前后的差距那么大，是觉得自己越来越配不上他，还是外面有人了。丈夫完全否定了刘燕的怀疑，他说自己没有什么变化，既没变心，也没觉得刘燕配不上自己，更没有嫌弃刘燕的家人和朋友。

最令刘燕伤心失望甚至动了离婚念头的，是两个人因为经济问题大吵了一架。结婚以后，两个人的工资卡都在刘燕手上，家里大大小小的支出全是她负责，但她没有记账的习惯，不清楚每个月到底花了多少钱。那天，她在网上买了不少化妆品，丈夫嫌她花钱太多。如果只嫌她买太多化妆品，她还不怎么生气，关键是丈夫的意思是她一直在乱花钱，而且不知道她把钱都花到哪里去了。丈夫的口气充满了不信任，这是刘燕无法接受的。

因为刘燕的弟弟还在上学，娘家的经济条件不宽裕，刘燕质问丈夫是不是怀疑自己背地里给了娘家钱？丈夫不置可否。刘燕生气地说，手里有富余的钱帮帮家里是应该的，爸妈把自己养这么大也不容易，但结婚之后小家庭还不稳定，自己从没给娘家寄过一分钱。结果丈夫说反正钱在她手里，她想怎么花就怎么花，她想给谁就给谁。这几句话令刘燕气愤难忍，她第一次提出了离婚。

结婚才 3 年多，两个人也说不上有多大的矛盾，但结婚前后的差距确实太大了，刘燕说不清楚到底是自己的问题还是丈夫的问题。冷静下来后，刘燕决定找婚姻心理专家进行咨询，看看自己的婚姻还有没有必要维系下去。带着这些疑问，刘燕走进了我的咨询室。

刘燕遇到的问题其实很普遍，我几乎每天都会接到这类咨询求助，大约能占婚姻家庭咨询问题总数的 40%，可以说有很强的代表性。其实，刘燕丈夫的表现正是情绪情感统一性失调的症状，而这是一种不能忽视的心理问题。

情绪情感统一性主要体现在两个方面，一个是对内，另一个是对外。无论是对内还是对外的情绪情感统一性出了问题，都会影响人的心理健康，导致严重的婚姻家庭问题。

对内的统一性是指自身情绪情感特征的稳定性，也就是一个人在正常情况下保持的相对稳定的情绪情感状态。比如，一个人喜欢看书，每当看到一本好书就爱不释手，这是他已经习惯化了的、稳定的内在情绪情感特征，如果他突然毫无原因地不喜欢看书了，那就说明他的内在情绪情感统一性产生了障碍。

对外的统一性是指一个人对外在事物或他人的情绪情感特征是稳定的、持续的、统一的。比如，一个人对家人一直很好，如果他突然毫无理由地对家人不好了，那就说明他的外在情绪情感统一性遭到了破坏。

导致情绪情感统一性失调的原因有很多，最主要的是原生家庭的影响，其次是重大应激事件带来的较为严重的情绪情感伤害，当然，由外力造成的脑神经组织受伤也会导致病理性的情绪情感统一性失调。例如，一位原本爱说爱笑、优雅自信的女人自从发现丈夫有婚外情以后，就跟变了个人似的，整天化着浓妆、穿着暴露，脸上没有了笑容，见人也不打招呼了，这就属于重大应激事件导致的情绪情感统一性失调。

刘燕记得刚去公婆家的时候，婆婆告诉她扫地要连沙发的下面和后面一起清理，并把沙发挪开让她反复仔细打扫干净。当时刘燕觉得婆婆的卫生习惯真好，做事情认真仔细，怪不得丈夫做事那么细致。然而，刘燕后来发现婆婆其实是个不太讲究卫生的人，饭前便后不爱洗手，摸了脏东西也不仔细洗手，尤其是晚上睡觉前从来不洗漱。这种反差让刘燕大惑不解，没想到连扫地都那么仔细要求的婆婆竟然这么不讲究个人卫生。

刘燕和婆婆一起出去时，只要遇到外人，婆婆就对她格外热情，有时连她都觉得热情过头。比如，亲戚来婆婆家吃饭，婆婆就会不停地给她夹菜，充分表现出对她的关心爱护。然而，只有家里人在一起时，婆婆就跟变了个人似的，拉着个脸，连话都不愿意和她多说。刘燕对此很诧异，怎么人前人后反差这么大呢！

后来，她发现婆婆就是这个习惯，面对外人是一个样，面对自己人是另一个样。

从刘燕叙述的情况来看，她丈夫情绪情感统一性失调的原因正是最常见的原生家庭的影响，也就是说与丈夫的母亲有着直接的关系。

像刘燕的婆婆和丈夫这类情绪情感统一性失调的人通常把“内外”分得很清楚。对他们自身而言，他们自己是“内”，其他人是“外”，对外时有一种示好心理，表现出特别的“感兴趣”或者“友好”，把自己表现得很热情、很积极，但在独处时就会表现得很内向、很懈怠；对他们的家庭而言，他们的家庭是“内”，其他家庭是“外”，对外时表现出对自己家庭的关心爱护，展示家庭的和睦团结，但面对家庭内部成员时就会表现出冷淡敷衍。

也就是说，情绪情感统一性失调的人对外示好是为了树立自己的形象，用健康的形象掩饰自己的问题；对内冷淡是为了放松自己，没必要再费力伪装自己、过分客气，这就是他们的真实想法。

刘燕不理解为什么丈夫的情绪情感问题在结婚之前没有什么

征兆，但在结婚之后就马上暴露出来。其实，刘燕丈夫的情绪情感统一性失调问题并不是结婚以后才发生的，这是一个持续的过程，只不过他自己意识不到罢了。结婚以前，刘燕对他来讲是外人，所以他会拿出对待外人的示好态度来表达自己的真诚和爱意，其实这就是为自己的利益（求爱）服务的假象。结婚以后，刘燕对他而言就变成了自己人，他的情绪情感态度也就随之改变，不愿再伪装了。

情绪情感统一性失调的人有一个突出的问题就是矛盾心理严重。他们对外是一种示好心理，虽然本质上很虚伪，但有时表现得非常真诚，但这种真诚是有限度的，如果和外人的距离一下子拉得太近，他们就会不知如何是好，甚至表现出对立情绪。

刘燕的朋友到家里做客时，她丈夫的表现正是这种矛盾心理的体现。虽然刘燕的朋友对她丈夫来说是外人，他应该表现出对外人一贯友好的态度，但他不仅不示好，反而冷漠对待，这就是因为刘燕的朋友一下子和他走得太近，直接进入了他的私人空间，这是他无法接受的，而且他不知如何是好，只能以沉默、回避等方式来表达自己的反感情绪。

日本学者吉本伊信提出了一种心理治疗方法叫“内观疗法”，通过静坐、沉思、冥想等方法来静静地观察自己的内心，以达到尽可能冷静客观地审视自己的行为动机，最终实现改善自我的目的。这种方法对矫正情绪情感统一性失调问题是比较有效的。

情绪情感统一性失调的人的最大特点是不管过去，当然也不顾当下，更不去设想未来，他们只注重自己的感受，只满足自我的需要。

“内观疗法”的中心含义是跳出自我看自我，这既需要心静到一定的程度，也需要掌握一定的技巧和方法，最好能在心理专家的指导下进行。

“内观疗法”主要包括静观过去、感受当下、寻找差距三个过程。

1. 静观过去

人很少系统地回忆过去，虽然在不经意间能够想起过去某个时期的点滴记忆，但那些记忆都很随意、很模糊，既不连续成系统，也没有什么具体的意义。内观则要有意识、非常细致地提取过往的经历，因此，心静状态很重要，需要避光、静音、避免干扰。

“内观疗法”的第一步是在心静的状态下回忆过去，从很小的时候进行回忆，每隔 3 岁为一个阶段，即 1 岁到 3 岁、4 岁到 6 岁、7 岁到 9 岁……一直到现在，回忆每一个阶段自己和所有家庭成员的关系。

按年龄分阶段来回忆过去是为了有顺序地提取记忆，而且要对应到每个具体的人物——与爸爸妈妈、爷爷奶奶、姥爷姥姥、兄弟姐妹的关系。这样条理清晰、针对性强的做法，有助于个体提取早被遗忘了的记忆。

通过内观提取这些记忆是为了让个体了解自己从小到大的情绪情感脉络，相当于借助录像机把家庭经历重新演示一遍。通过系统、有条理地“演示”自己的过去、翻看自己的经历，可以给自己提供很多启示，因为大部分内容都是自己从来没有想过甚至根本想不到的。

如果在静观过去的过程中有心理专家的帮助，那么提取的内容会更多、更丰富。心理专家会适时插入一些有意义和有针对性的提醒，对应于个体在相应时期中可能发生的一些事情，而这些内容是个体在自己内观时很容易错过的。比如，提取 3 岁到 6 岁期间和妈妈的关系回忆时，心理专家会这样提示："你在这个时期有没有生病的记忆？"如果有这样的记忆，心理专家会根据个体的反应继续提取内容，问："这个时候你的妈妈在干什么？她在不在你身边？她为你做了什么？"

这种专业的内容提取对唤醒个体与父母的情感关系、理解父母对自己的情感关怀大有裨益。更重要的是，通过这样的提取可以帮助个体找到自己负面情绪情感的形成点——父母是怎样将情绪情感发泄、传递给自己的，自己又是怎样将情绪情感反馈给父母的。这些提取内容中可能有爱，也可能有怨；可能有快乐，也可能有悲伤，但这些并不重要，重要的是让个体通过回忆找到真实的自己。如果不把小时候的情绪情感脉络梳理清楚，就搞不懂自己到底是什么样的人、为什么会有这么多不健康的情绪情感关系。

2. 感受当下

情绪情感统一性失调的人不是没有当下的感受，只不过他们当下的感受都是关于自我的感受，是脱离现实的主观感受。

“内观治疗”中的“感受当下”是指对当下事物和人际关系的客观感受，是借助于内观的方式看清自己真实的生活状态和情绪情感关系。具体方式是分阶段并对应人物关系进行内观，一般分为大学阶段、工作阶段、恋爱阶段、婚姻阶段，对应人物可以是大学同学、老师、同事、朋友、恋人、爱人、孩子等。

以大学阶段的同学关系为例，在“感受当下”时可以问自己：现在与自己接触最多的同学是谁？和同学相处得如何？为同学做过哪些事情？同学怎样评价自己？这些问题的提出是当事人自己很难想到的，而且情绪情感统一性失调的人并不会关注与别人的互动关系。

对这些问题进行多角度、多立场的回忆搜索和印象提取，可以让个体重新梳理当下的自我状态和人际关系的发展脉络，尤其是认识到自己的不良情绪情感特征给自己和他人带来的影响，大致判断出自己为什么会对同学、老师、同事、朋友、恋人、爱人、孩子持有某种感觉和态度，以及他们为什么会对自己持有另外一种感觉和态度。

3. 寻找差距

“寻找差距”是通过内观将当下的自己与身边心理健康的人进行比对，仔细分析他们的特点和外界对他们的评价，思考为什么大家愿意与他们交往，在与他们交往的过程中大家的感觉是什么；然后，仔细分析自己的特点和外界对自己的评价，思考为什么大家不愿与自己交往，在与自己交往的过程中大家的感觉是什么。

与身边心理健康的人进行比对的目的是找出差距，在未来的工作和生活中向心理健康的人学习，改正自己的不足，力争做心理健康的人。比如，可以问自己：“在同事当中，谁的脾气最好？大家怎样评价这个人？是好评还是差评？为什么？”这种针对性很强的问题可以引导自己对某个人进行具体的评价和思考。

内观的特点是让当事人自己去思考，而不是让外人来解析，毕竟只有经过自己深思熟虑得出的结论才是最有说服力的。

内观就像一面镜子，个体可以从中看清原来模糊的自己，尤其是自己在情绪情感方面的诸多混乱表现及问题，比如从小是怎样对待父母的、当下又是怎样对待妻儿的。

整理、再现情绪情感问题对一个人的自我觉醒是非常重要的，再与身边的榜样进行比对、找出差距、学习长处，最终就会产生一定的激励效应，推动自己不断改变。

由于内观是在心静状态下进行的，如果再配以心理专家的督导，效果是非常好的。一般来讲，自己进行“内观治疗”的效果会差一些，毕竟缺乏专业的心理引导。

如今，刘燕的丈夫还在心理专家的督导下继续进行“内观疗法”，他已经意识到自己的问题，并且愿意努力改变。刘燕知道丈夫的问题后，表现得更为包容，两人的感情越来越好。

心理问题并不可怕，但矫正起来确实不容易，难就难在约束力和执行力这两种能力上。能够约束自我、坚持执行的人，就是心理相对健康的人，否则就是心理容易出问题的人。

心理健康已经成为当今社会普遍关注的问题，影响每个人工作和生活的方方面面。越来越多的人认识到心理健康对个体的重要性——没有一个良好的心理状态，就不可能拥有一个美好的人生。

每个人都必须从关注自己的心理健康做起，只要做到科学维护和调整，就会拥有健康的心理状态，实现自己的人生梦想。

请记住，当你学会自愈，世界才会爱你！

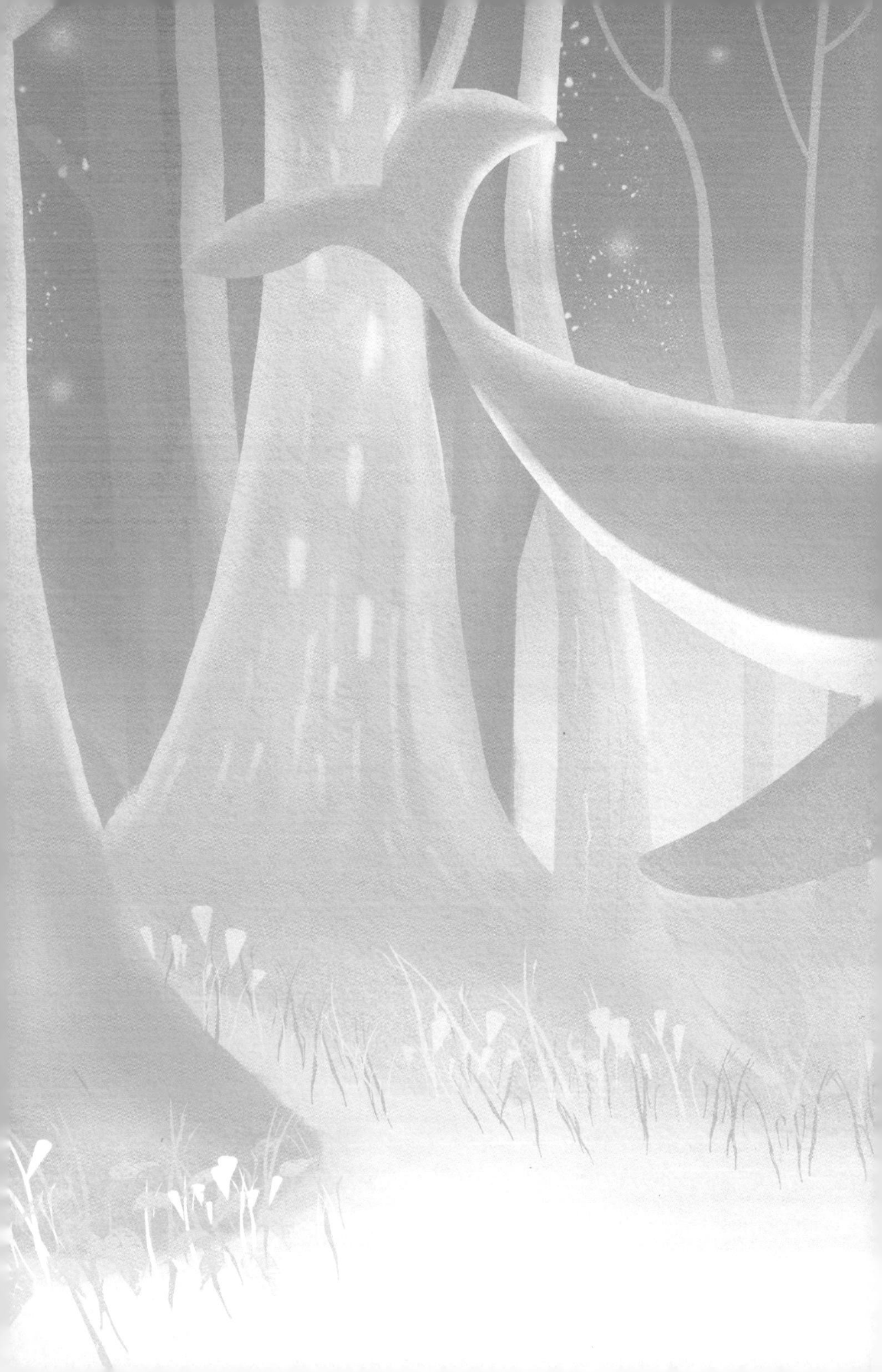

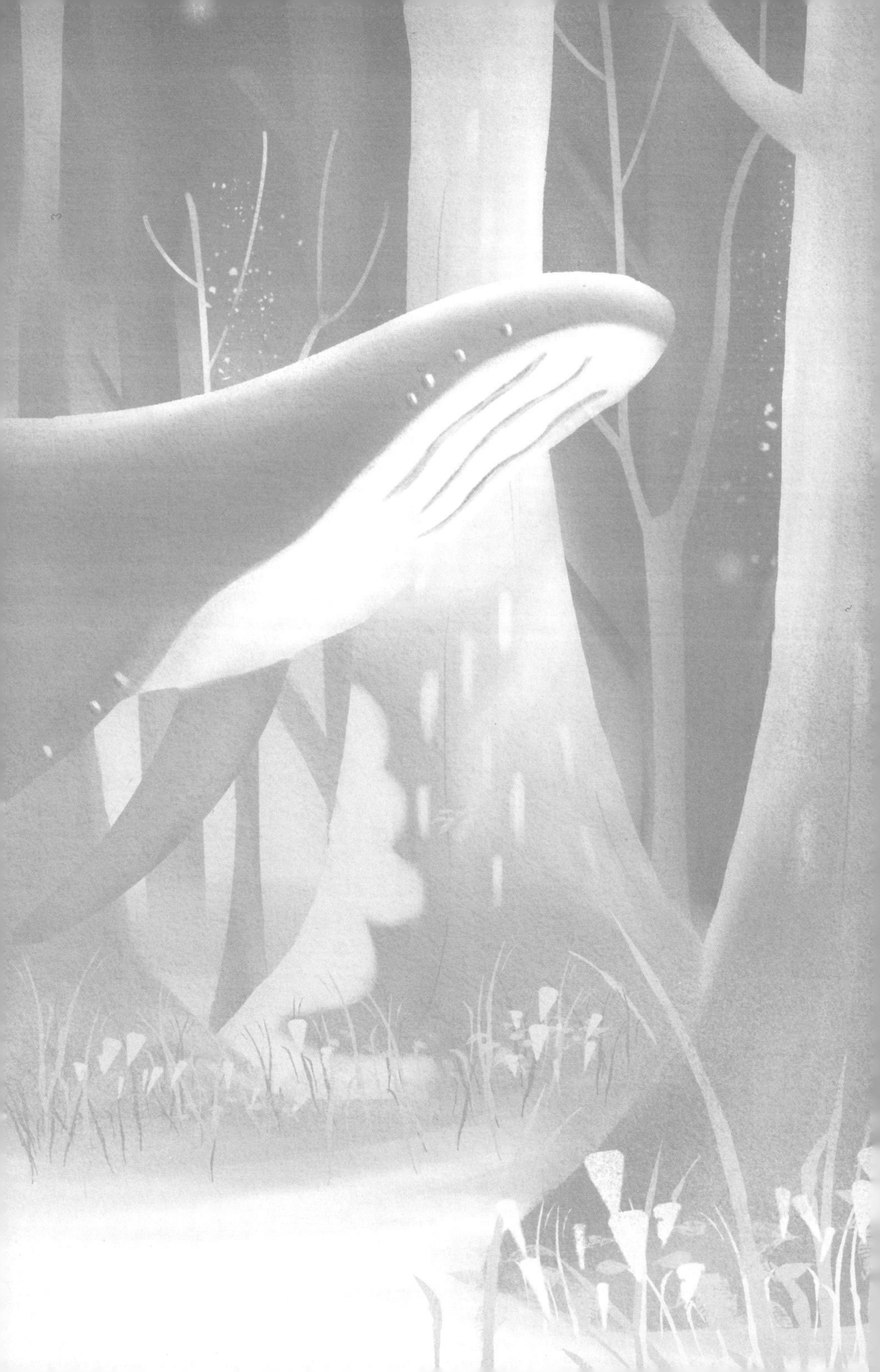